SOLO: Manual de campo para los
Primeros Auxilios para áreas silvestres

Áreas remotas, Áreas Marítimas, Zonas Rurales, Desastres, Internacional

"Mas allá de la hora de oro"

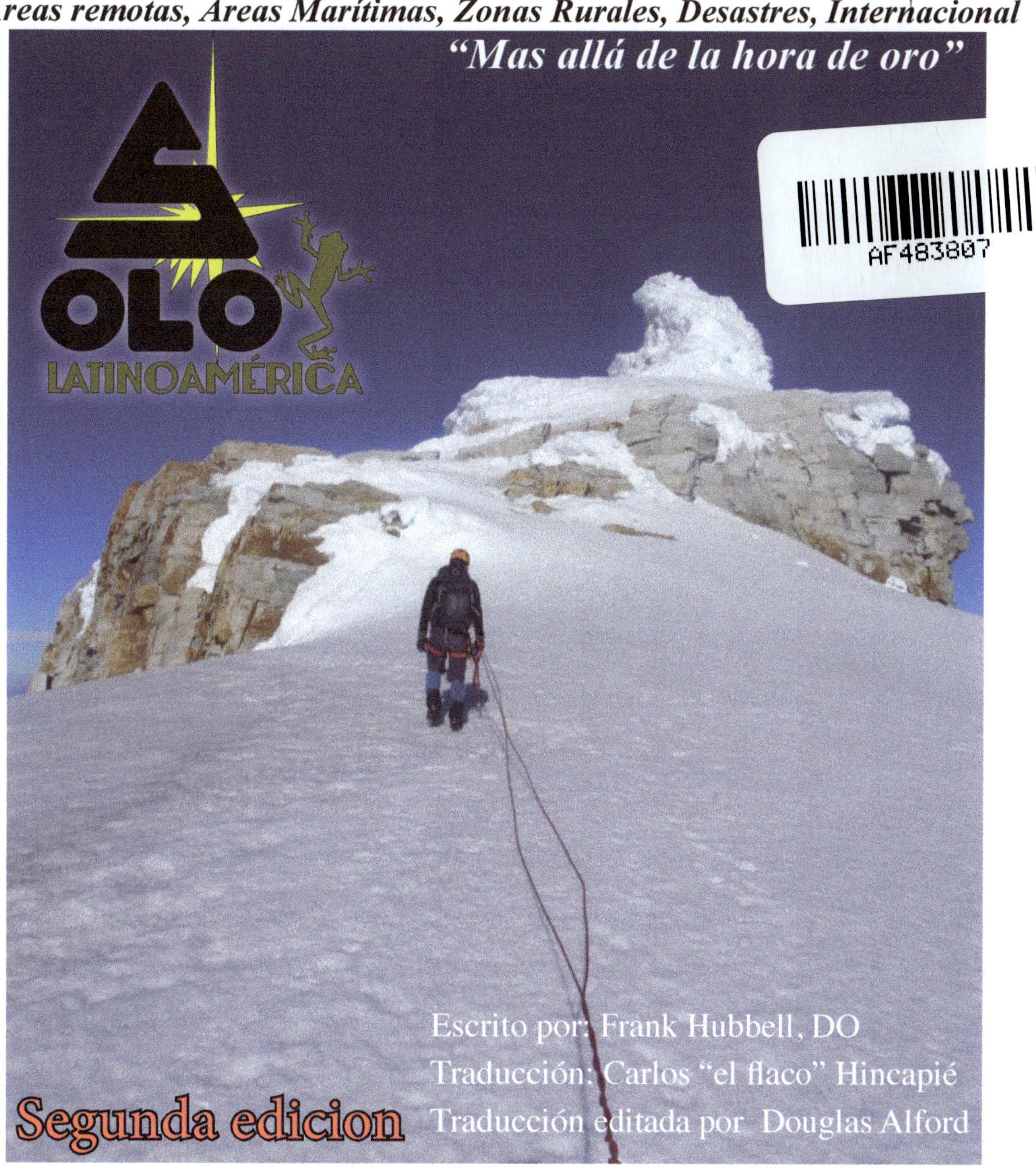

SOLO'S FIELD GUIDE TO WILDERNESS FIRST AID
Spanish Second Edition

Published by:
TMC Books/Stonehearth Open Learning Opportunities
731 Tasker Hill Rd., Conway, NH 03818
info@TMCBooks.com
http://www.TMCbooks.com
http://www.soloschools.com
082907

ISBN: 979-8-9899998-0-4

SOLO: MANUAL DE
PRIMEROS AUXILIOS PARA AREAS SILVESTRES
Edición en español
Segunda edición

Publicado por:
TCM Books/Stoneheart Open Learning Opportunities
731 Tasker Hill Rd., Conway, NH 03818
info@tcmboocks.com
http://www.TMCbooks.com
http://www.soloschools.com

Jesús le respondió, "Un hombre que bajaba por el camino de Jerusalén a Jericó fue asaltado por unos bandidos. Le quitaron hasta la ropa que llevaba puesta, le golpearon y se fueron dejándolo medio muerto.

"Casualmente pasó un sacerdote por aquel mismo camino, pero al ver al herido, se pasó al otro lado y siguió adelante.

"Luego pasó por allí un levita, que al verlo, también se pasó al otro lado y siguió adelante.

"Finalmente, un hombre de Samaria que viajaba por el mismo camino, le vio y sintió compasión por él. Se le acercó, le curó las heridas con aceite y vino, y se las vendó. Luego lo montó en su propia cabalgadura, lo llevó a una posada y cuidó de él."

Lucas 10:30-34
NAS

SOLO: Manual de campo para los
Primeros Auxilios
para áreas silvestres

La guía de SOLO de Primeros Auxilios para Áreas Silvestres es el manual que acompaña el curso de dos días que lleva el mismo nombre. El curso de Primeros Auxilios para Áreas Silvestres (WFA) ha sido creado de la experiencia de los fundadores de SOLO y diseñado para los entusiastas y amantes del "aire libre": caminantes, escaladores, navegantes o montañistas. Es para el aventurero que practica su oficio lejos de la ayuda inmediata o de un centro de salud de cuidado definitivo y puede que tenga que valerse de sus propios medios y conocimientos para sobrevivir y sobrepasar una emergencia, si ésta llegase a presentarse.

Fue ofrecido por primera vez en 1974 bajo el nombre de Seminario: Rescate de Montaña, después se convirtió en Medicina para Áreas Remotas y eventualmente se llamó Primeros Auxilios en Áreas Silvestres. Este curso ha continuado su evolución durante 40 años, a través de miles de cursos y mas de 300,000 estudiantes.

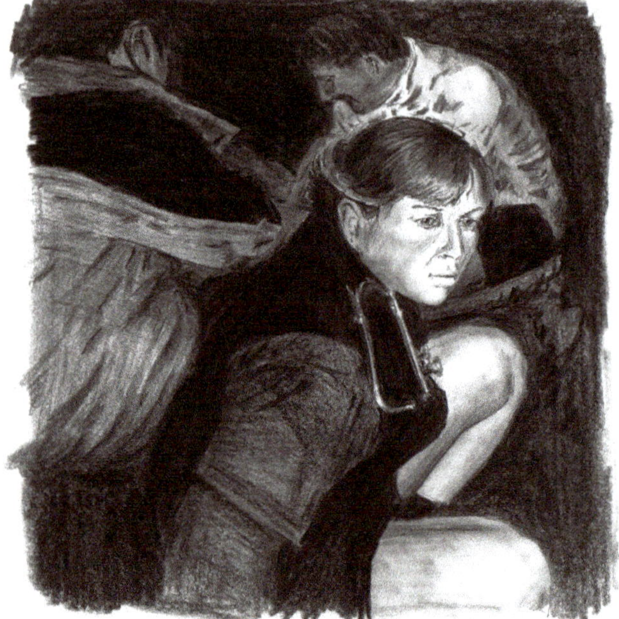

Un curso cargado de información y rápido, el WFA cubre una variedad de temas en los cuales se incluye cómo reconocer y manejar casos médicos simples al igual que raras pero mortales emergencias, y aún más importante, la prevención de estos problemas. Este manual busca ser una guía de campo que los estudiantes puedan tener consigo durante el entrenamiento con SOLO y lo puedan usar de referencia en el futuro.

Este curso está reconocido por la Sociedad Americana de Campamentos (ACA) como el estándar mínimo para educadores al aire libre. Para aquellos profesionales en esta área, guías de montaña, expedicionarios y Montañistas, este curso es un buen inicio y los ayudara a prepararse para el curso de Primera Respuesta en Áreas Silvestres (WFR) o Técnico Medico en Emergencias en Áreas Silvestres (WEMT).

Tabla de Contenido

Las "áreas silvestres" en los primeros auxilios:

¿QUÉ SON LAS "ÁREAS SILVESTRES" Y POR QUÉ ES UN RETO PARA LA PRIMERA RESPUESTA A ÉSTAS EMERGENCIAS?

En referencia a la medicina pre-hospitalaria, el termino "área silvestre" o "cuidado prolongado" es cuando el paciente está más de una hora de poder recibir cuidado definitivo (Emergencias). La hora crítica después del incidente se llama la "hora de oro."

En áreas silvestres es muy fácil consumir una hora durante un rescate. La mayoría de los rescates en áreas silvestres pueden durar muchas horas. Cuando alguien se enferma o esta herido, una cadena de acontecimientos tiene que ocurrir para sacar al paciente del bosque y llevarlo al hospital y es mucho más que una simple llamada a la línea de emergencia. Si es una situación donde se necesita llevar al paciente, alguien tiene que ir a pie por el sendero y notificar a los Sistemas de Emergencias (SE). Luego el SE tiene que llegar al inicio del sendero, caminar hacia el lugar del incidente, tratar al paciente, transportarlo a la ambulancia y conducir al hospital. Una regla básica para sacar un aproximación del tiempo de rescate, desde el momento del incidente hasta el hospital, es una hora de esfuerzo por cada medio Kilómetro de camino.

Tiempo y Distancia: es más lejos de lo que piensas.

- Pedir ayuda puede tardar mucho o a veces ser imposible.
- Posiblemente alguien tendrá que caminar para ir a pedir ayuda. ¿Qué información debería llevar?
- La Respuesta de un equipo de rescate tardará mucho; muchas veces tienen que caminar al lugar del incidente. ¿Qué hará hasta que llegue la ayuda?
- Claramente estamos fuera de la "hora de oro".

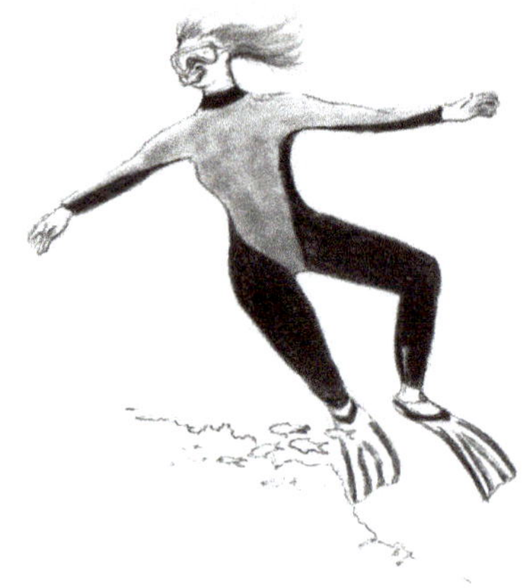

El Entorno: fácilmente pude transformarse en un ambiente hostil.

- El frío, la nieve, la lluvia o la oscuridad pueden demorar un rescate.
- Las fuertes condiciones climáticas pueden ser un riesgo directo a la seguridad de los rescatistas, el paciente y la gente alrededor.
- Las fuertes condiciones climáticas pueden eliminar la posibilidad de acceso a un helicóptero.
- Puede ser más difícil cuidar de uno mismo, el paciente y de los otros presentes en la escena.

Piensa en el Terreno: movilizarse puede ser peligroso y lento.

- Acceder al paciente puede requerir habilidades especiales como escalar en roca o experiencia al aire libre.
- Se puede presentar nieve profunda, barro denso y caminos empinados que puedan demorar el rescate.
- Pueden presentarse peligros extremos como las avalanchas o las crecientes de los cuerpos de agua.
- Puede ser difícil encontrar el camino correcto.

Equipo y Recursos: maximizar la eficiencia para minimizar el peso.

- ¿Está el grupo a ser rescatado preparado para las condiciones?
- ¿Está el equipo de respuesta entrenado y preparado para las condiciones al aire libre?
- El grupo debe saber cómo improvisar equipo y herramientas.
- La norma es: Equipo limitado y acceso a recursos limitado.

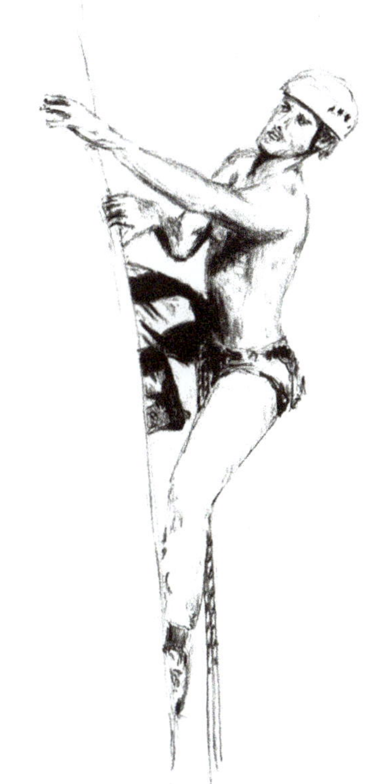

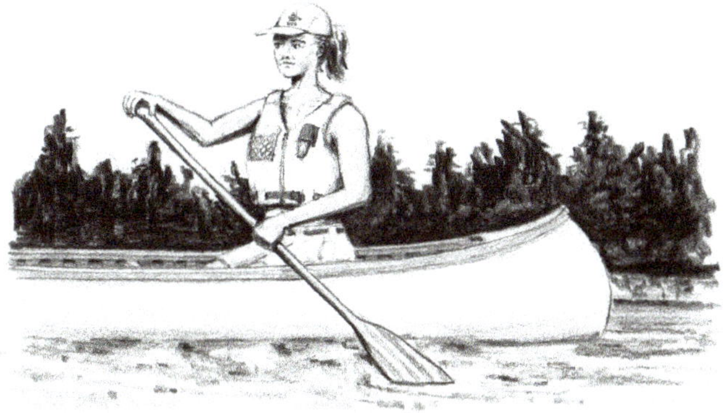

Entrenamiento especial y conocimiento del aire libre: sea inteligente.

- Habilidad en uso de mapas, brújula y búsqueda de rutas, al igual que entrenamiento en búsqueda y rescate.
- Conocimiento de la zona para aproximarse a un pronóstico del clima.
- Conocimiento de técnicas para levantar un vivac(refugio).
- Habilidades en técnicas de rescate en aguas, cuerdas y nudos.
- Entender el cuidado prolongado de pacientes.
- Entrenamiento en rescates en helicóptero.

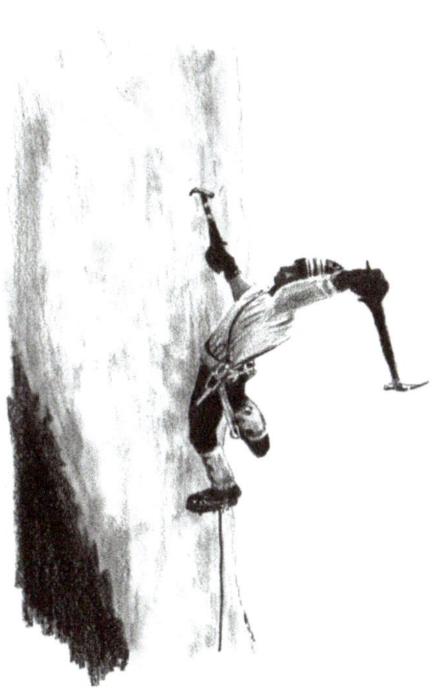

Se espera que los rescatistas puedan conseguir y cumplir un estándar de cuidado de un nivel diferente al de un rescate urbano. Como estudiante de primeros auxilios en áreas silvestres se deben aprender muchas habilidades que no están relacionadas con el cuidado del paciente. Existe la posibilidad que se deba manejar a un paciente y sus heridas de una manera diferente a lo que lo haría un paramédico en un área urbana simplemente porque los rescatistas podrían tener que quedarse con el paciente por mucho tiempo y esperar ayuda, y posiblemente viajar con el paciente hasta llegar a cuidado definitivo.

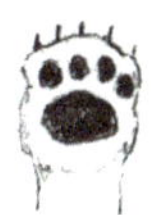

— *NOTAS* —

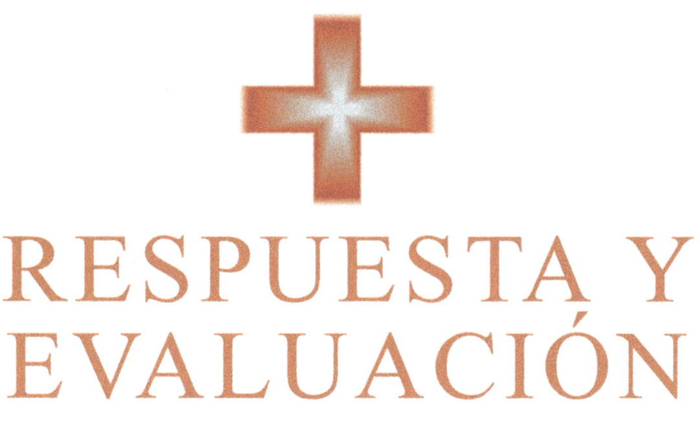

CAPÍTULO UNO

RESPUESTA Y EVALUACIÓN

¿Qué Pasó?

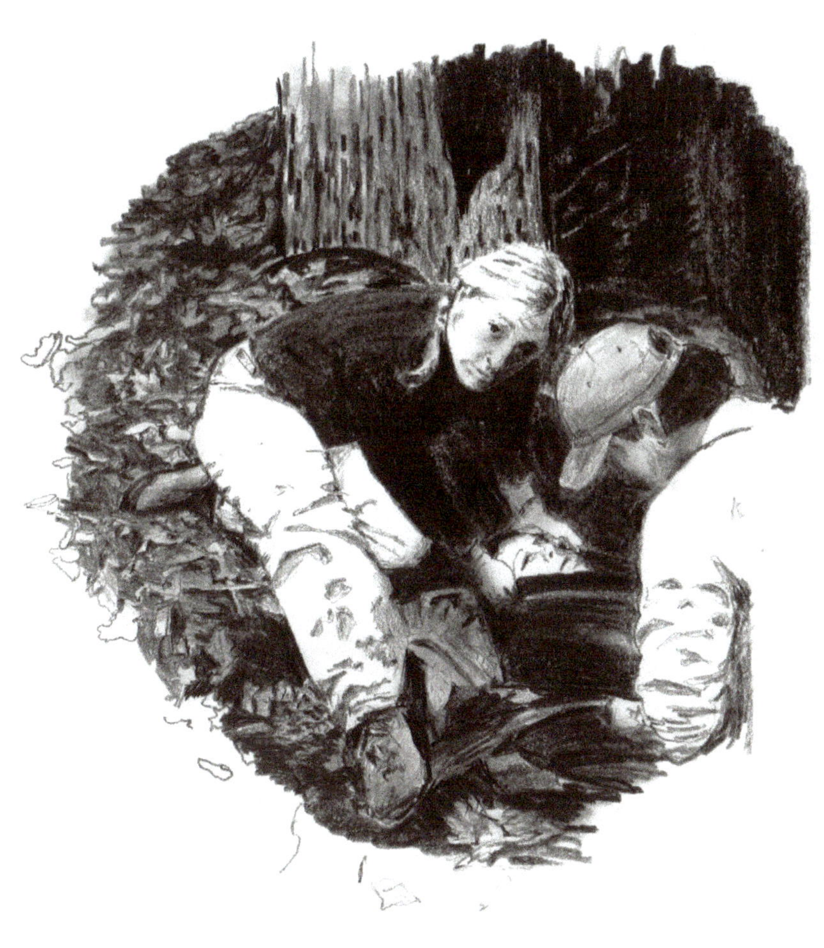

AISLAMIENTO DE SUBSTANCIAS CORPORALES (ASC):

También conocido como Bioseguridad o Precauciones Universales

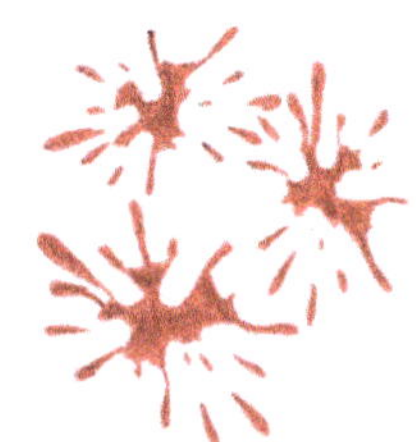

Al proporcionar cuidado médico en una emergencia usted puede estar expuesto a agentes infecciosos y por eso debe saber cómo protegerse contra los organismos que generan enfermedades.

MODOS DE TRANSMISIÓN

Contacto Directo:

La propagación de enfermedades por contacto directo con la sangre u otras substancias corporales de un sujeto infectado (saliva, esputo, sangre, orina, materia fecal, secreciones).

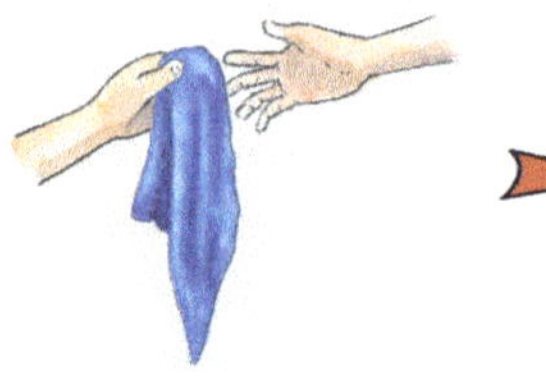

Contacto Indirecto:

La propagación de enfermedades de un individuo a otro por tocar un objeto inanimado contaminado (la perilla de una puerta, ropa, camillas, borde de un mesón, etc.) y luego transferir el patógeno a la boca o a los ojos por sus manos contaminadas. .

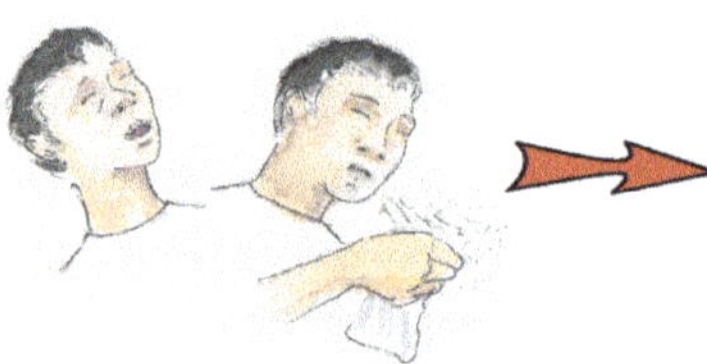

En el aire:

La propagación de las enfermedades por saliva o esputo expulsado en el aire por toser o estornudar y luego ser inhalado por otra persona.

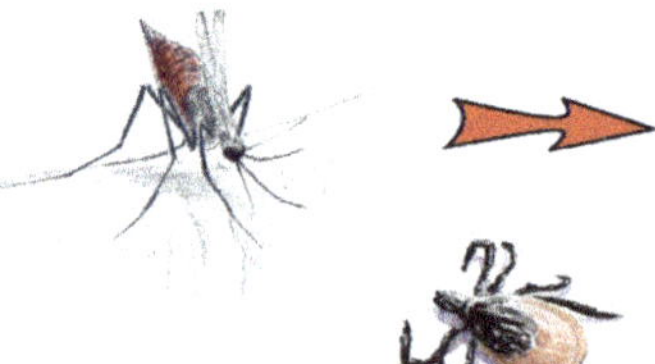

Vector:

La propagación de una enfermedad por insectos parasíticos como mosquitos, pulgas o garrapatas.

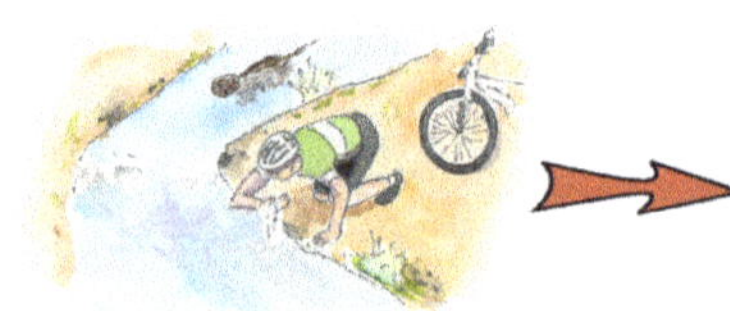

En el agua:

Enfermedades causadas por el consumo de agua contaminada, normalmente por desechos humanos o animales.

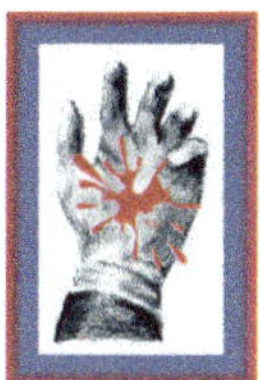

Nuestra primera defensa es el comportamiento y el rigor: tomamos precauciones para prevenir la contaminación. PREVENCIÓN igual a COMPORTAMIENTO.

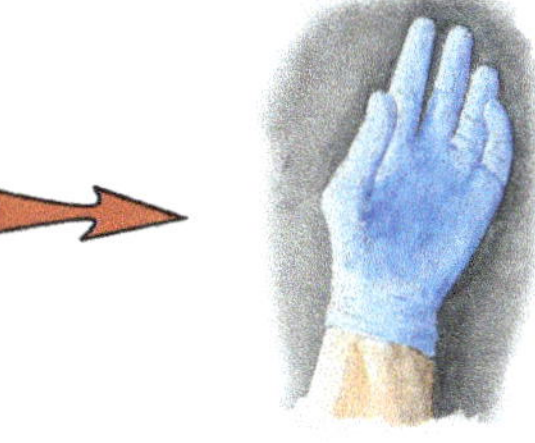

Guantes o barreras impermeables:

Para prevenir el Contacto Directo, establezca una barrera antes de cualquier posible exposición a fluidos corporales.

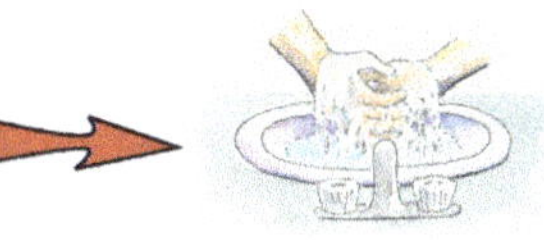

Lavarse las manos:

Para prevenir la transferencia de patógenos de paciente-a-paciente y de mano-a-boca por contacto indirecto , lave las manos antes y después de cualquier contacto con los pacientes.

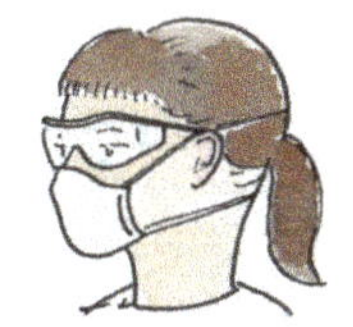

Máscaras:

Para prevenir la contaminación por el aire, use una máscara quirúrgica antes de cualquier exposición a posibles patógenos aéreos, especialmente tuberculosis (póngale una máscara al paciente si sea posible).

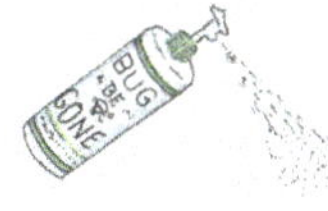

Repelente contra insectos, mosquitero, ropa:

Para prevenir enfermedades transmitidas por insectos, use repelente, ropa adecuada, duerma con un mosquitero y realice una búsqueda de garrapatas.

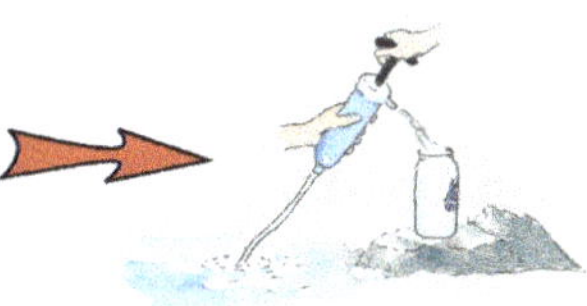

Purificación del agua:

Para prevenir las enfermedades propagadas por el agua, siempre tome agua potable, puede hervirla, usar filtros de agua, químicos (yodo, cloro) o luz UV (steripen).

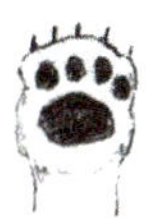

LA ANATOMÍA DE UNA CRISIS:SISTEMA DE EVALUACIÓN DEL PACIENTE

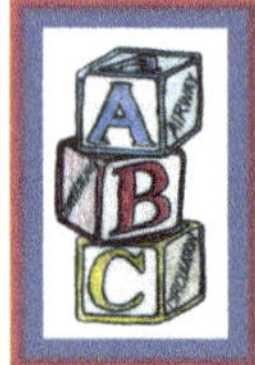

¿Qué haría si estuviera caminando y fuera el primero en un accidente?

- ¿Cómo averiguaría qué paso y qué esta mal?
- ¿Cómo puede decir qué tan mal están las heridas del paciente?
- ¿Iría a buscar ayuda?
- ¿Trataría de ayudar a esa persona?
- ¿Qué debería hacer?

El método usado es **PARE y Evalúe**, esto se refiere al *sistema de evaluación del paciente* que consiste en una lista de preguntas y tareas que deben ser cumplidas para encontrar qué pasó y cuál es el paso a seguir y hacer algo al respecto.

- Estas preguntas y tareas están organizadas por prioridades y deben ser ejecutadas en orden.
- No debe comenzar con la siguiente hasta que la tarea que se está realizando se haya alcanzado satisfactoriamente.

1ra Parte - PARE - EVALUACIÓN DE LA ESCENA: La escena es segura?

- ¿Es seguro para mi?
- ¿Es seguro para todos los presentes?
- ¿Es seguro para el paciente?
- ¿Qué pasó ? (Mecanismo De Lesión - MDL)
- ¿Cómo me acerco al paciente de una manera segura?
- ¿Cuál es su impresión general de la situación? ¿Qué tan grave es?

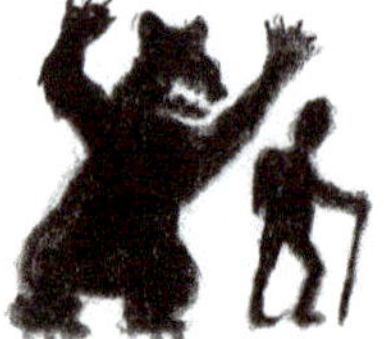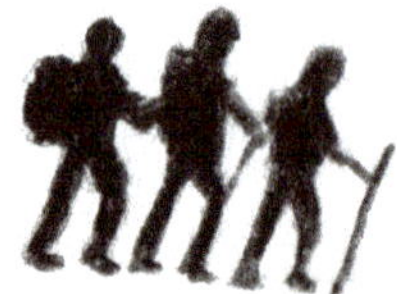

2da Parte - PARE - EVALUACIÓN PRIMARIA: ¿Están vivos?

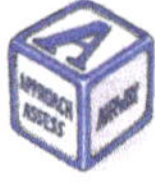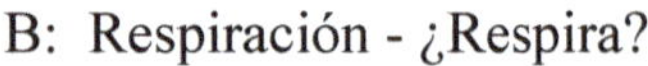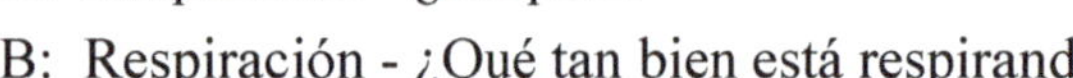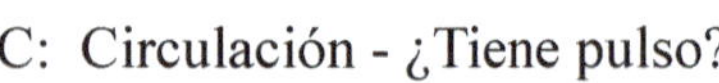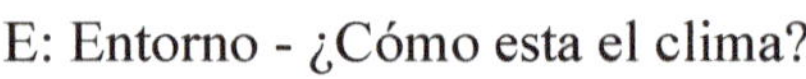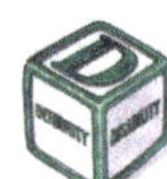

A: Aprxímese - Esta consiente? ¿Puede hablar?

A: Aire / Vía aérea - ¿Está abierta la vía aérea?

B: Respiración - ¿Respira?

B: Respiración - ¿Qué tan bien está respirando?

C: Circulación - ¿Tiene pulso?

C: Circulación - ¿Está sangrando?

D: Deformidad - ¿Hay deformidades obvias?

D: Discapacidad - ¿Se lastimó el cuello o la espada?

E: Entorno - ¿Cómo esta el clima?

E: El mundo - ¿Están todos secos y a salvo?

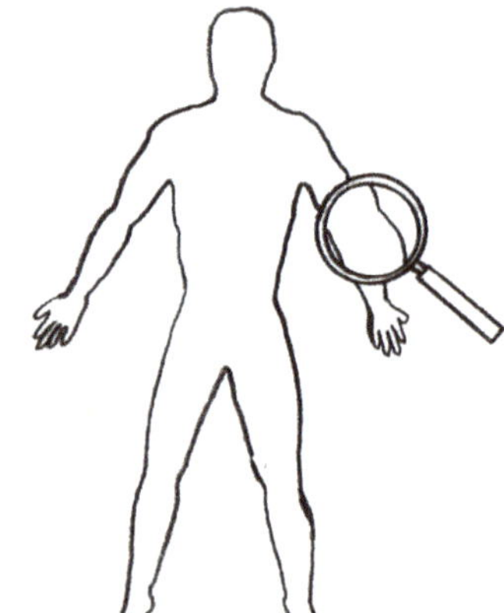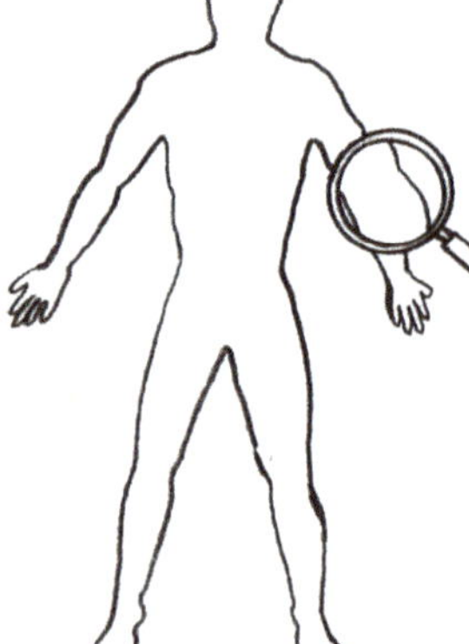

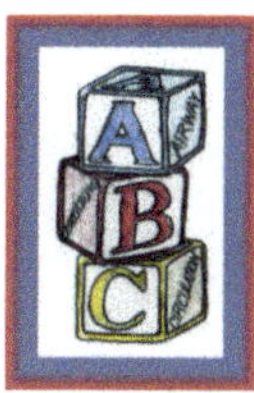

3ra Parte - PARE - EVALUACIÓN SECUNDARIA: Cómo están?

- ¿Qué paso? - Historia de la presente condición.
- ¿Qué tan bien está? - Signos vitales.
- ¿Cuáles son sus heridas? - Examen del paciente.
- ¿Cuál es su historia Médica? - AMPUE.
- ¿Cuál es el plan de cuidado para este paciente? - Nota SOEP.

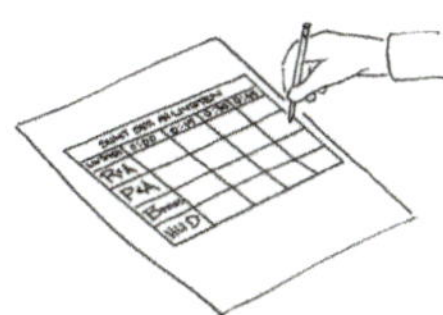

4ta Parte - PARE - EVALUACIÓN DEL RESCATE: Necesita ayuda?

- ¿Cuál es su plan para pedir ayuda?
- ¿Quién debe ir por la ayuda ?
- ¿Qué se debe hacer para proteger al paciente mientras esperamos a que llegue la ayuda?
- ¿Qué se debe hacer para protegernos mientras esperamos a que llegue la ayuda?
- ¿Es la escena segura para el grupo?
- Mantenga su evaluación en movimiento; complemente la nota SOEP cada 15 minutos.

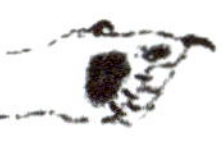

SISTEMA DE EVALUACIÓN DEL PACIENTE
en detalle

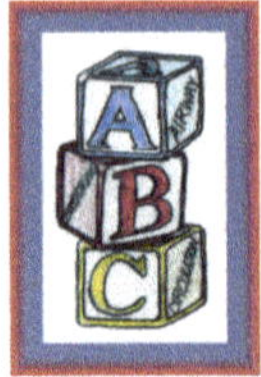

El evaluar algo significa examinarlo de cerca y comprobar su condición. En el sistema de **PARE y Evalúe**, lo que se busca es que se tenga el tiempo de PARAR y respirar profundamente antes de examinar y ver la condición del paciente. Una evaluación está organizada de una manera lógica, un proceso paso a paso, que permite recopilar información y responder de manera ordenada.

1ra Parte: PARE - EVALÚE LA ESCENA: ¿Es segura?

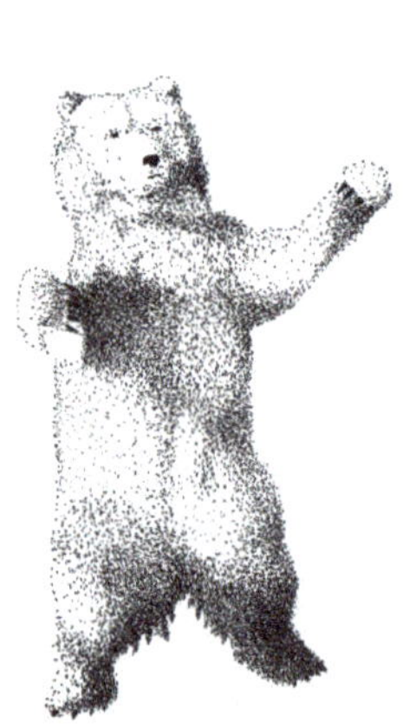

- 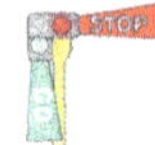 ¿Se encuentra usted bien ? ¿Y continuará estando bien?
- 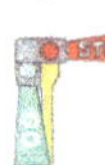 ¿Se encuentran los otros bien? ¿Y continuarán estando bien?
- ¿Está bien el paciente de esta crisis ? y continuará estando bien?
- 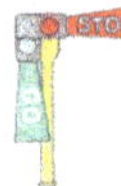 ¿Qué pasó? ¿Cuál es el mecanismo de lesión (MDL)?
- 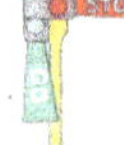 ¿Cómo se acerca al paciente de modo seguro?
- 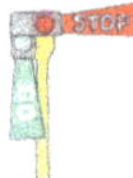 ¿Cuál es la impresión general?

Para lograr evaluar la escena:

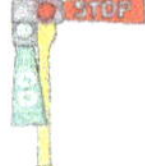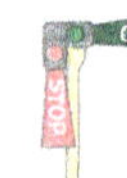 **PARE.** Respire profundamente y pregúntese: "¿Estoy bien?" Si no, haga algo al respecto. SIGA.

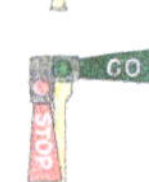 **PARE.** Dígale a todos que PAREN, quédense quietos y respiren profundamente y que se pregunten: "¿Estoy bien?" Si no, haga algo al respecto, no le permita a nadie que corra a ver a la víctima o a buscar ayuda. SIGA.

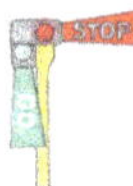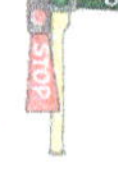 **PARE.** ¿Cómo esta la víctima? Primero háblele o grite llamándolo, incluso si no puede acercarse o verlo. Pregúntele si está bien. Ojalá dé respuesta; Por que incluso si no está bien, al menos sabemos que está vivo, tiene la vía aérea abierta y tiene pulso. SIGA.

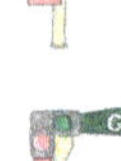 **PARE.** Pregúntese: "¿Qué pasó?" "¿Cuál es el mecanismo de lesión?" SIGA.

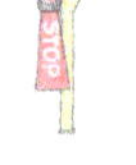 **PARE.** Evalúe la situación de la víctima. Mientras resuelve cómo aproximarse de una manera segura, háblele todo el tiempo. Sea positivo, dígale que se quede quieto y que la ayuda está en camino. SIGA.

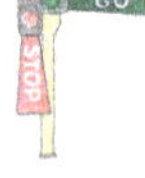 **PARE.** Cuando se está acercando a la víctima, evalué la posición en la que se encuentra. Pregúntese: "¿Puede permanecer dónde está, o se encuentra en peligro inminente y necesita ser movido?" SIGA.

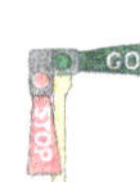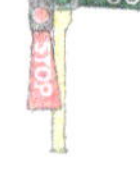 **PARE.** ¿Cuál es su impresión de la víctima? Al aproximarse a la víctima (no se vuelve su paciente hasta que entramos en contacto con él), desarrolle una impresión general de que tan seria es la situación, y basada en la posición en la que se encuentra en el piso, cómo se ve, si está consciente, sangrando, etc. SIGA.

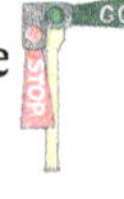

2da PARTE - EVALUACIÓN PRIMARIA:
¿Está vivo y va a permanecer vivo?

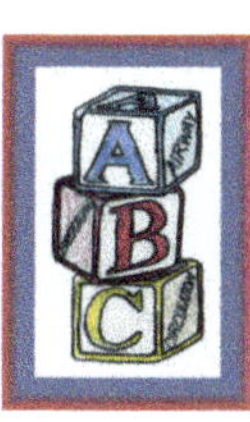

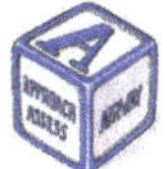

Aproxímese y evalúe —¿Responde, puede hablar?

Aire—¿Tiene la vía aérea abierta?

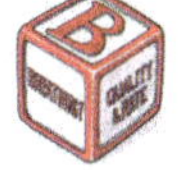

B / Respiración—¿Está respirando?

B / Respiración—¿Cómo está respirando?

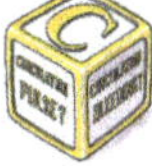

Circulación—¿Tiene pulso?

Circulación—¿Está sangrando?

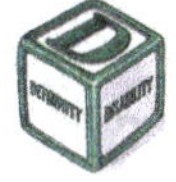

Deformidad—¿Hay alguna deformidad obvia?

Discapacidad—¿Hay posibilidad de daños en el cuello o espalda?

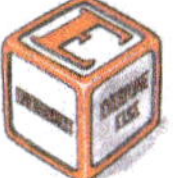

Entorno—¿Puede quedarse donde está?

El mundo—¿Cómo están todos los demás?

La evaluación primaria es un examen rápido de las funciones necesarias para vivir: el sistema nervioso central, el sistema respiratorio y el sistema circulatorio.

- También se considera cómo el entorno afecta a nuestro paciente.
- Si hay algún problema no siga al siguiente paso hasta no haber arreglado el problema.
- Cada uno de los aspectos de la evaluación primaria se deben explorar mirando, escuchando y sintiendo.

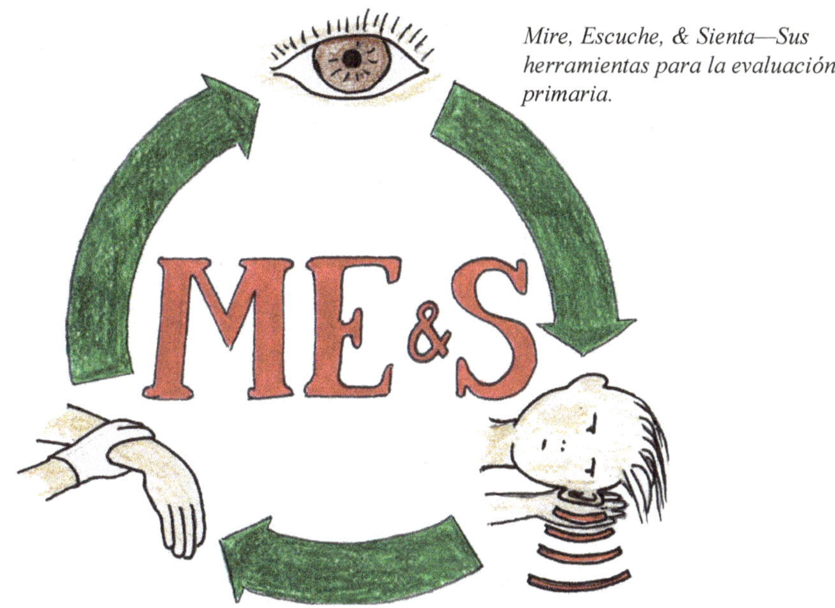

Mire, Escuche, & Sienta—Sus herramientas para la evaluación primaria.

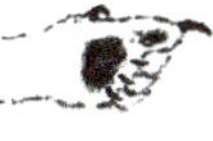

Aproxímese y evalué -¿Responde, y puede hablar?

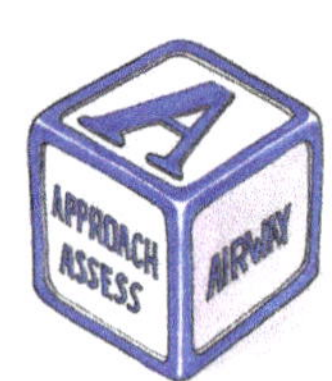

MIRE—¿Está despierto? ¿Tiene los ojos abiertos? ¿En qué posición está?

ESCUCHE— Háblele. ¿Responde?

SIENTA—¿Cuál es su impresión general de la situación?

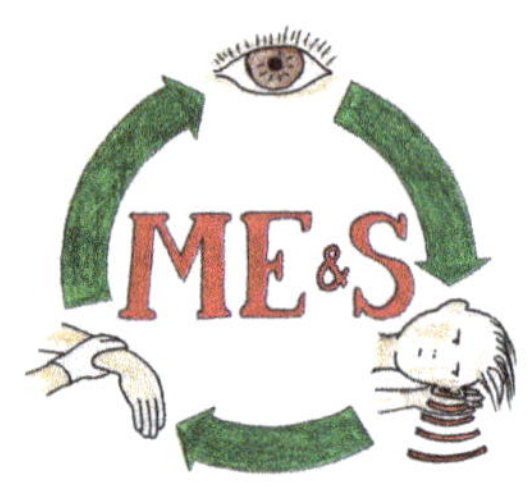

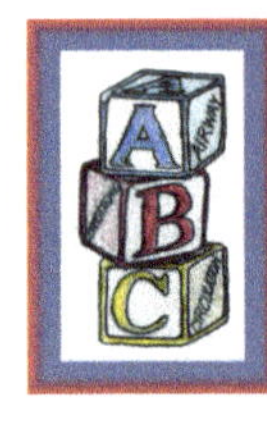

- Cuando llegue, arrodíllese al lado de la cabeza del paciente, preséntese y verbalice que tiene entrenamiento en primeros auxilios y pregúntele al paciente si puede ayudarlo.
- Ponga la mano en la frente del paciente para mantener su cabeza estable, esto no sólo protege la columna, también hace que se tenga un contacto físico, buscando el contacto humano y gana la confianza de su paciente.
- Siga hablándole incluso si no responde.
- La primera interacción nos dirá si el paciente responde o no responde.
- Si nuestro paciente responde, pídale que no se mueva hasta que le podamos hacer todo el examen.
- Haga las preguntas obvias: "¿Está usted bien?" ¿Dónde duele?" "¿Qué pasó?"
- Si no responde, Necesitamos verificar que la vía aérea está abierta.
- Para verificar NDR, debemos generar dolor sin lastimar al paciente ej: un pellizco detrás del brazo.

Aire / vía aérea - ¿Está abierta la vía aérea?

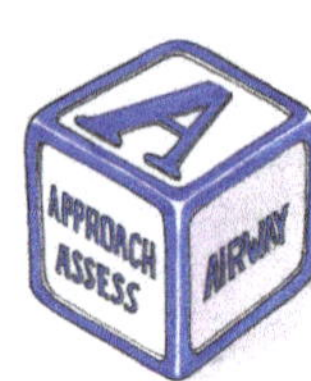

MIRE—¿Hay algo dentro de la boca?

ESCUCHE—¿Puede oír el aire que entra y sale?

SIENTA—¿Puede sentir el aire entrar y salir?

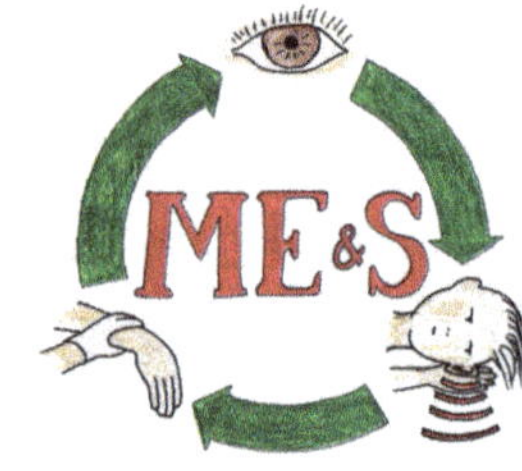

- Inclínese cerca de su paciente; si éste no responde, ponga su oreja cerca a la boca para oír si el aire está entrando y saliendo de la vía aérea.
- Si no hay respiración, inspeccione la vía aérea. Las obstrucciones más comunes son la lengua o la mala posición de la cabeza.
- Para abrir la vía aérea, mueva la cabeza a la posición anatómica. Incline ligeramente la cabeza del paciente hacia atrás, esto mueve los músculos de la lengua y abre la vía aérea.
- De nuevo, acerque su oreja a la boca del paciente y asegúrese si está respirando.

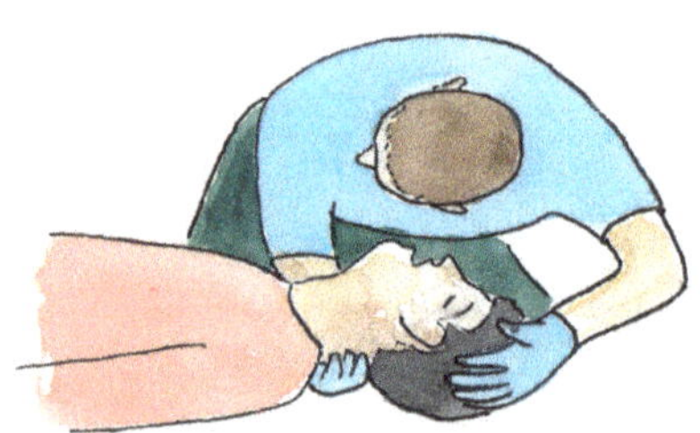

Una persona puede vivir:
- Semanas sin comida.
- Días sin agua.
- Horas en un ambiente difícil y agreste sin refugio.
- Pero sólo **6 MINUTOS** sin oxígeno

B – Respiración – ¿Está respirando?

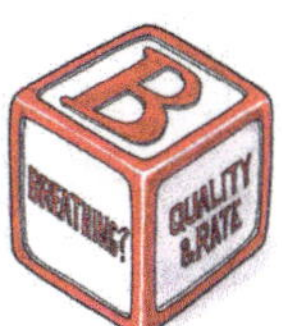

MIRE— ¿El pecho se mueve cuando respiran?

ESCUCHE— ¿Puede oírlo respirar?

SIENTA— ¿Puede sentir aire entrar y salir de la boca?

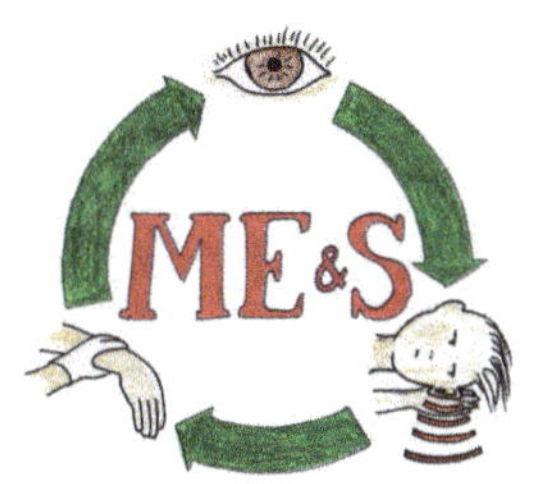

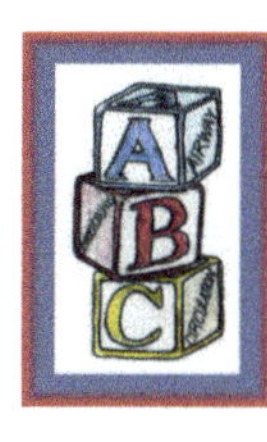

- Asegúrese que el aire está entrando y saliendo de los pulmones.

- Si el paciente no está respirando, dé dos ventilaciones y mire si tiene pulso. Si tiene pulso, continúe con una ventilación cada 4-5 segundos hasta que pueda respirar por si solo.

- Si no tiene el pulso, inicie RCP.

B - Respiración - Qué tan bien está respirando?

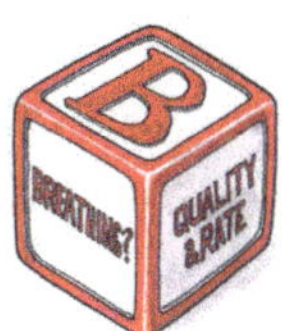

MIRE— ¿Cuál es su tono de piel (pálido, azul)?

ESCUCHE— ¿Puede oír algún sonido anormal como pitos, burbujeo, ronquidos o tos, indicando un bloqueo parcial de la vía aérea?

SIENTA— ¿El pecho se mueve apropiadamente con la respiración?

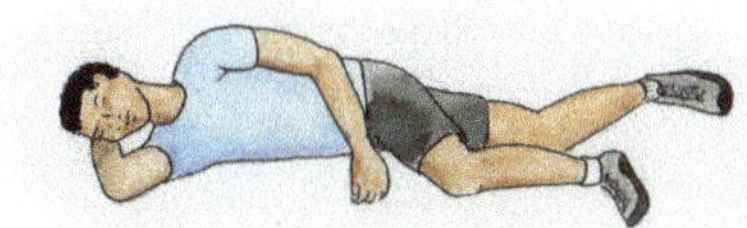

- Si el paciente respira, escuche con atención para descartar sonidos anormales.

- Si presenta alguno de esos sonidos gire a su paciente en posición de recuperación para abrir y ayudar a limpiar la via aérea.

- La posición de recuperación ayudará a drenar los líquidos y a que los músculos de la lengua se muevan hacia adelante abriendo la vía aérea.

- No tolere que su paciente presente algún sonido anormal al respirar pues esto significa que la vía aérea está parcialmente obstruida y no se está recibiendo suficiente oxigeno.

- Respirar no es sólo que el aire esté entrando y saliendo de los pulmones, sino también la calidad de la respiración.

- El paciente está respirando con un buen ritmo y lo suficiente para obtener la cantidad necesaria de oxigeno en los pulmones y, por ende, en la sangre.

- El ritmo respiratorio normal es de 10 - 30 respiraciones por minuto, dependiendo de la edad y nivel de actividad que realice.

- Si no está respirando un mínimo de una respiración cada 6 segundos, o de 10 respiraciones por minuto, es necesario asistir la respiración, dando una ventilación cada 4 a 5 segundos.

- Si su respiración es mayor de una respiración cada 2 segundos o 30 respiraciones por minuto, está respirando muy rápido y muy superficial para que haya un buen intercambio de gases.

- De nuevo asista la respiración, dando una ventilación cada 4 - 5 segundos para mejorar el intercambio de gases dentro de los pulmones.

- Ahora que sabemos que el paciente tiene la vía aérea abierta y respira adecuadamente, busquemos el pulso.

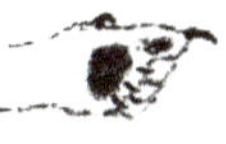

Circulación - ¿Tiene pulso?

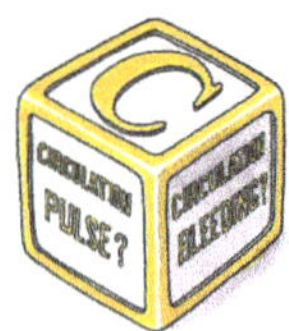

MIRE—¿La piel esta pálida?

ESCUCHE— ¿Puede oír los latidos del corazón?

SIENTA— ¿Puede sentir el pulso radial?

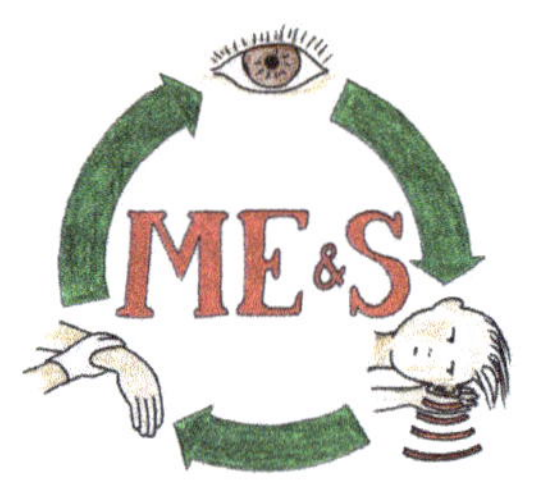

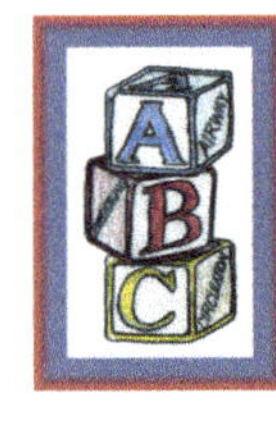

- Una vez establecido que el paciente tiene la vía aérea abierta y respira, busque el pulso en la muñeca (pulso radial).

- Para encontrarlo, tome su dedo índice y el cordial y ubíquelo en brazo donde se une con la muñeca, abajo del hueso del radio y presione suavemente hasta sentir el pulso radial.

- Si no tiene pulso inicie RCP de inmediato, si por alguna razón no puede encontrar el pulso radial, hay otros lugares en el cuerpo donde puede encontrar y sentir el pulso.

- Tiene que revisar todo el cuerpo por sangrado severo. Coloque las manos suavemente debajo del cuerpo del paciente para comprobar si hay sangre que no se puede ver (¡tiene que llevar los guantes!)

Circulación - ¿Están sangrando?

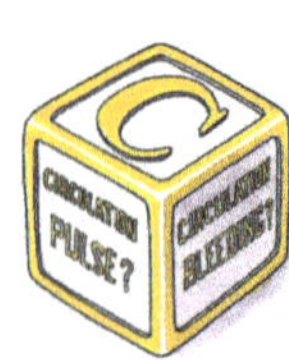

MIRE— ¿Está sangrando actualmente?

ESCUCHE— ¿Puede oír el latido del corazón?

SIENTA—¿Puede sentir el pulso carótido?

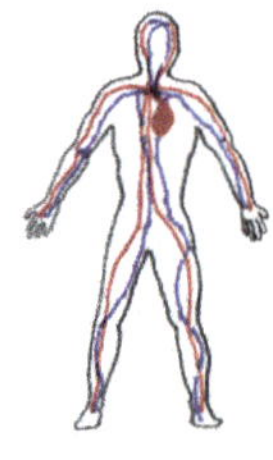

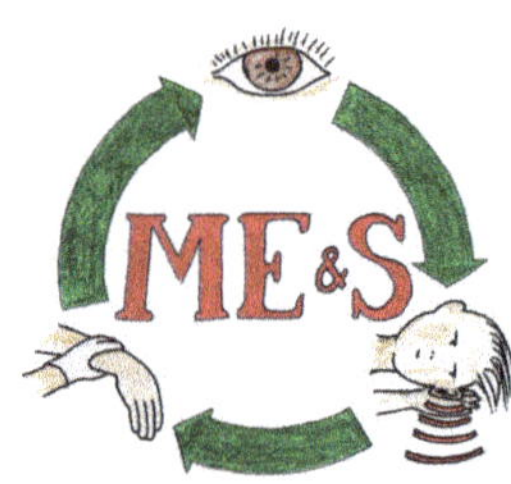

- Aparte de determinar si hay pulso, también debe revisar todo el cuerpo buscando signos de hemorragia. .

- Si hay áreas de la ropa con sangre o charcos de sangre en el piso, inspeccione el área para encontrar de donde viene.

- Una cortada menor que esté sangrando muy poco puede ser ignorada por ahora.

- Nuestra preocupación es encontrar hemorragias mayores de que la sangre esté saliendo del cuerpo y que fluye rápido de alguna herida. Este tipo de sangrar debe ser controlado.

- Aplique presión directa a la herida. Recuerde siempre usar guantes para crear una barrera entre usted y los líquidos corporales.

Significant bleeding is a life threat!

You need to stop the bleeding before you go to the next step.

¡Detenga las hemorragias!

LA PRESIÓN DIRECTA

- Aplica presión directamente a la herida con la mano en guante
- Si sea posible, ponga alguna materia absorbente, como vendaje de gasa, encima de la herida antes de aplicar presión- servirá como un estropajo y ayudará a mantener la sangre en su lugar.
- Porque la mayoría de hemorragias ocurren en las venas, típicamente están con la presión baja y por mayor parte pueden ser controladas con una presión directa y ligera.
- A veces puede tomar entre 10-20 minutos en parar por completo la hemorragia.
- Al terminar la hemorragia, mantenga presión directa por 10 minutos más para permitir que formen coágulo.

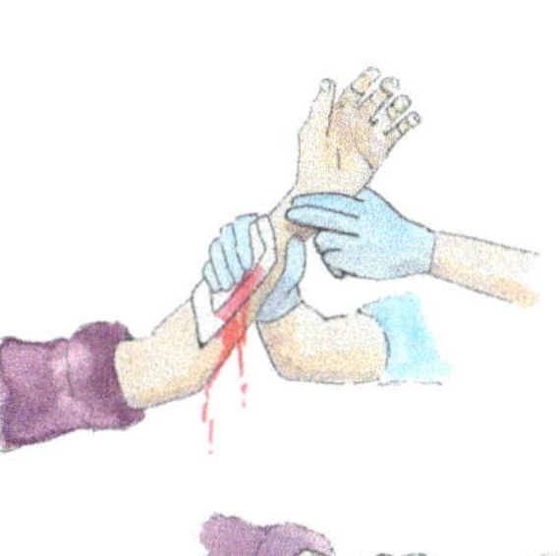
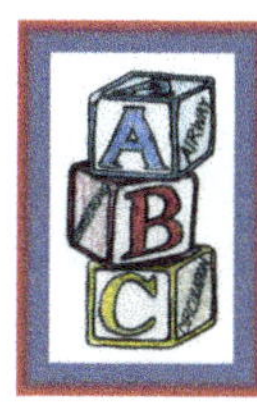
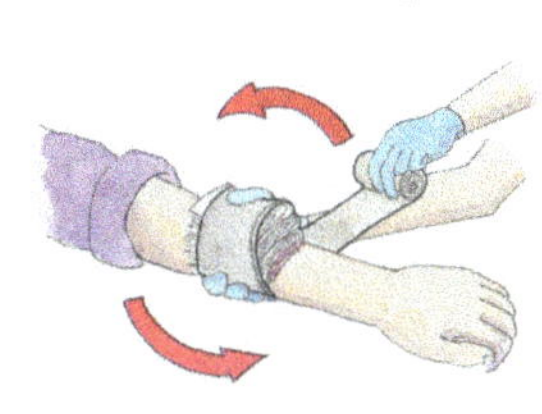
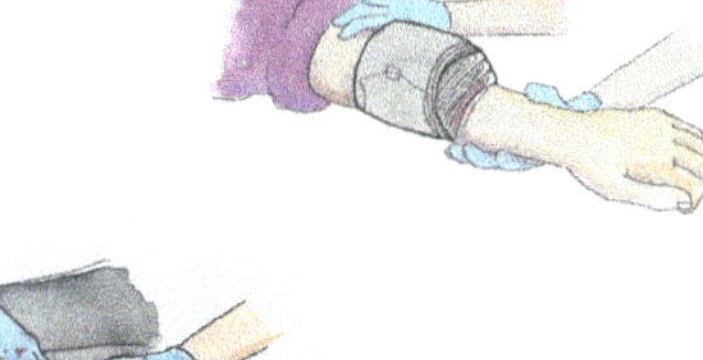
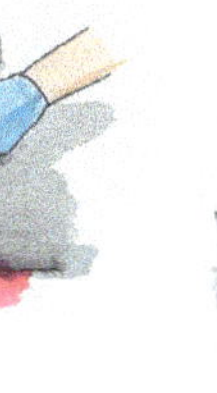
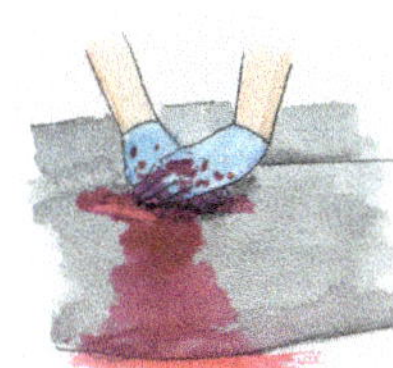

VENDAJE DE PRESIÓN

- If Si una herida sangra continuamente, o el socorrista necesita hacer otras intervenciones para su paciente, se puede aplicar un vendaje de presión lo cual mantendrá presión ligera.

RELLENAR UNA HERIDA

- Para una hemorragia de nivel "vido o muerte" en que un torniquete no puede ser usado, empaque la herida con gasa para controlar hemorragias (gasa hemostática), gasa normal, o un paño limpio, y aplique presión con las dos manos enguantadas.
- Aplique presión constante con las dos manos directamente encima de la herida. Presione fuertemente y continuamente en la herida.

TORNIQUETES

Si con todas las intervenciones no consigue parar la sangre, es posible que sea necesario usar un torniquete- Ud ya ha determinado que el paciente puede morirse si no lo emplea.

- Raras veces se necesita aplicar un torniquete- No lo aplique a heridas no graves que sólo muestran hemorragias venosas; casi todas las hemorragias pueden ser controladas con presión directa y un vendaje de presión. Un ejemplo de una situación en que un torniquete puede ser ventajoso será una laceración de una arteria (e.g. laceración femoral o braquial) de la pierna o brazo.
- Un torniquete sólo debe ser usado para hemorragias mortales en una extremidad que no pueden ser controladas de otra manera, por ejemplo si un brazo o pierna ha sido destrozada o cortada completamente.
- Los torniquetes sólo se usan en extremidades.

Torniquete improvisado

1. Envuelva la extremidad, directamente sobre la piel, con una venda ancha por lo menos 2 a 3 pulgadas proximal a la herida, y no sobre el codo o la rodilla.

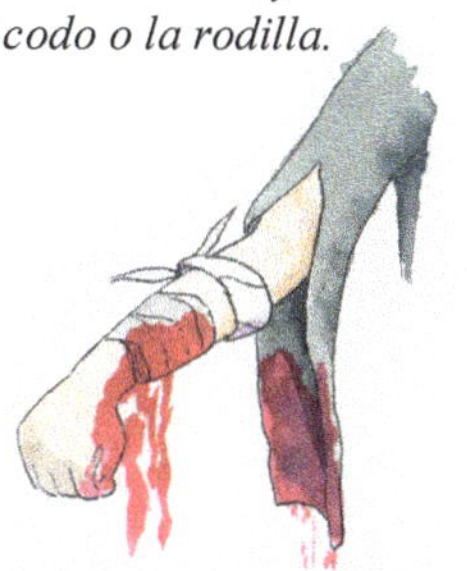

ocalice el torniquete sobre, o óximal, a la herida.

2. Ata un nudo sencillo en la venda.

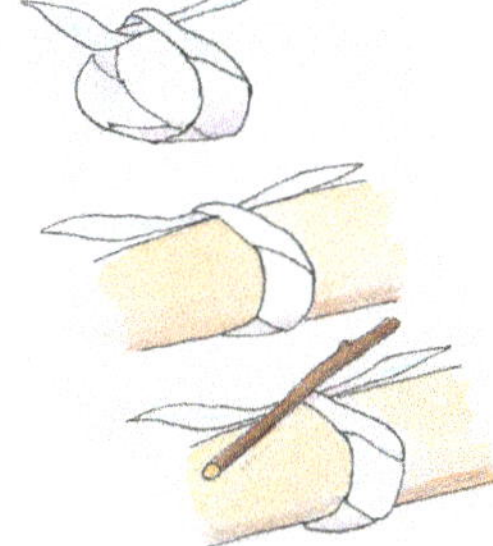

3. Ponga un palo corto o varilla de metal, de 6 pulgadas, sobre el nudo y ata un segundo nudo sobre el palo para sostenerlo.

4. Usando el palo como un estopor, gírelo para reforzar la venda.

5. Refuerce el estopor hasta que la hemorragia y el pulso distal paren.

6. Sostenga el estopor en sitio con otra venda o cuerda.

7. Escriba una letra mayúscula "T" y la hora de aplicación en la frente del paciente.

8. Si sea posible, empaque la extremidad encompresa fría para aumentar la duración de supervivencia, como con una amputación.

9. Evacúe al paciente inmediatamente.

Deformidad - ¿Tienen lesiones obvias o deformidades?

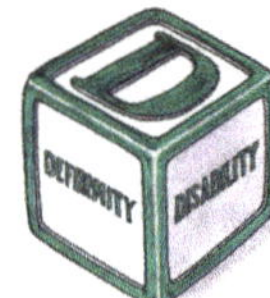

MIRE— ¿Puede ver lesiones obvias o deformidades?

ESCUCHE— ¿Hay quejas de dolor?

SIENTA— ¿Dónde le duele? Cuando hay contacto ¿dónde causa dolor?

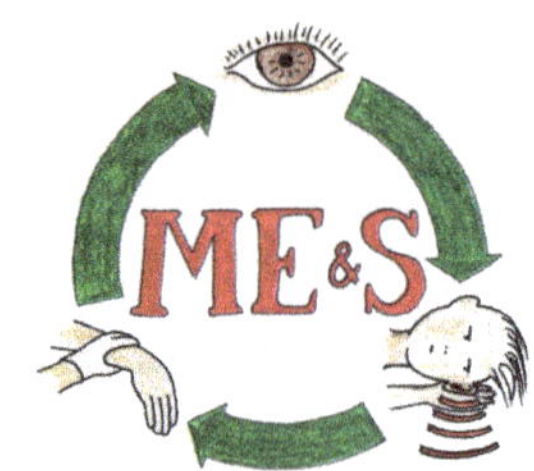

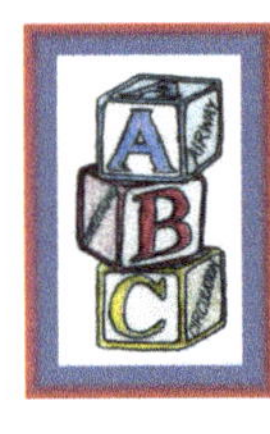

- Esto se conoce como un examen cabeza a pies.
- Revise todo el cuerpo buscando deformidades obvias como una fractura angulada. Mire si hay algo saliendo del cuerpo que debería estar adentro o viceversa.
- Luego haga un examen de cabeza a pies, palpando rápida y firmemente las partes mas grandes del cuerpo.
- Si encuentra alguna herida o dolor, tómese el tiempo de inspeccionar el área para ver si hay algo que debamos reparar de inmediato.

¿Está el cuello o la espalda en riesgo de dañarse?

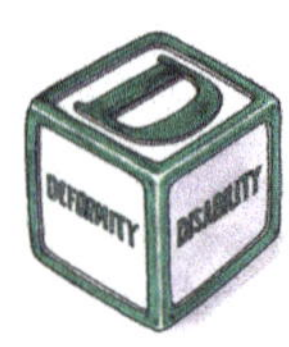

MIRE— ¿Qué es el MDL? ¿Se pueden mover las extremidades?

ESCUCHE— ¿Se queja de dolor en el cuello o espalda?

SIENTA— ¿Tienen sensación normal en las extremidades?

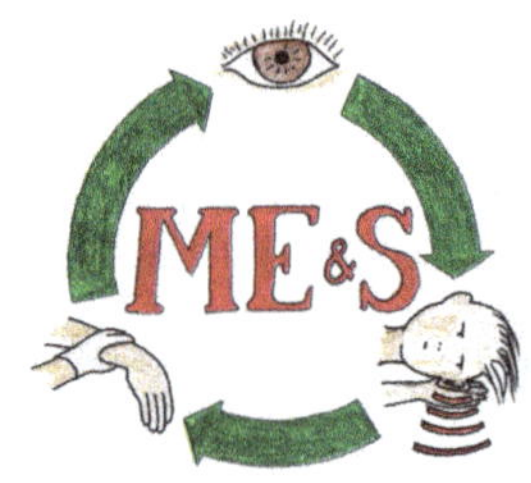

- Cuando llegue al lado del paciente, si está solo, coloque su mano en la frente para recordarle que no mueva la cabeza, si está acompañado pida a su compañero que sostenga la cabeza mientras usted continua el SEP.
- Si el paciente no responde, o el MDL indica posible daño en la columna, debemos estabilizar el cuello y la espalda.
- Más tarde, después de completar el SEP, es necesario volver y re-examinar la columna para ver si podemos descartar un posible daño o debemos continuar con la inmovilización.

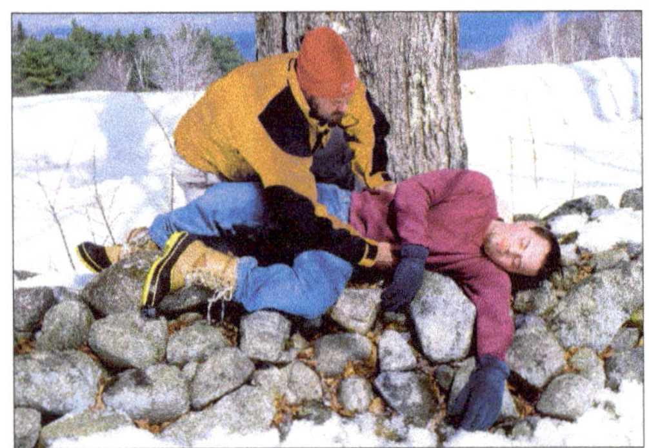

Haga un rápido barrido por todo el cuerpo en busca de posibles sangrados.

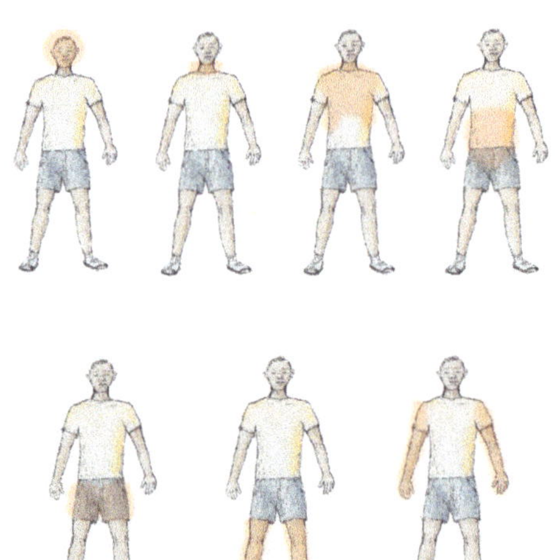

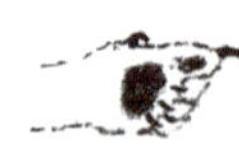

Entorno - ¿Se puede quedar donde está o tiene que moverse?

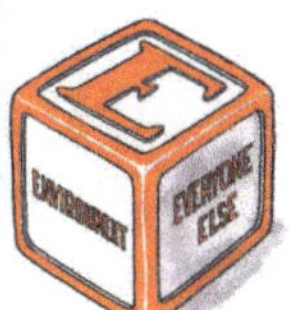

MIRE— ¿En dónde se encuentra acostado?

ESCUCHE— ¿Se queja de sentir frío, calor o mojado?

SIENTA— ¿Tiene la piel fría o caliente, mojada o seca?

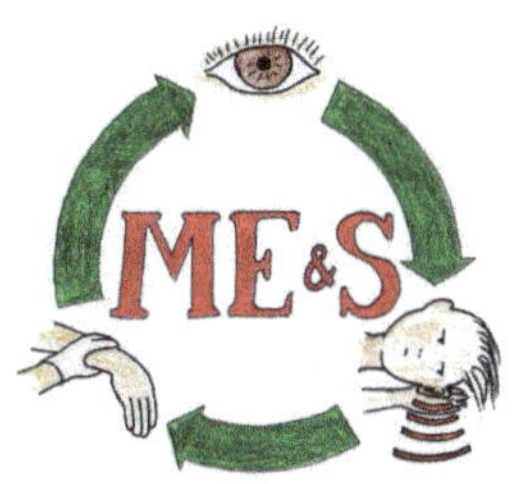

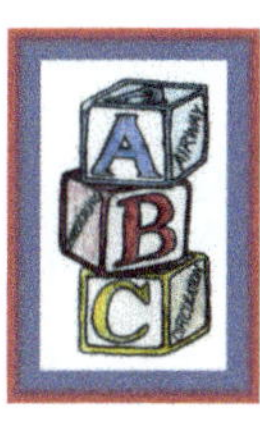

- Desde el momento que llega a la escena se debe preguntar: ¿mi paciente puede permanecer donde está? ¿debo moverlo? .
- En medida de lo posible, trate de mantenerlo acostado en el mismo lugar hasta que complete el SEP y tenga una lista de problemas.
- Claro está, a veces esto no es posible, y puede que deba moverlo antes de saber cuál es su estado actual.
- Si el paciente debe ser movido, es importante tener claro el lugar adónde será movido antes de actuar.
- Mínimo debemos poner al paciente en un aislante para mejorar el entorno y separarlo del piso.
- Si es necesario, cúbralo con ropa, cobijas o una bolsa de dormir, o proporcione sombra.
- Eventualmente deben ser movidos a un refugio para protegerlo del entorno.

El mundo - ¿Cómo está el resto del grupo?

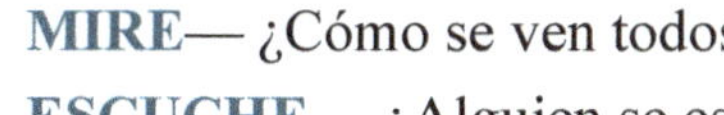

MIRE— ¿Cómo se ven todos?

ESCUCHE— ¿Alguien se está quejando de frío, hambre, o sed?

SIENTA— ¿Cómo está el estado emocional del grupo?

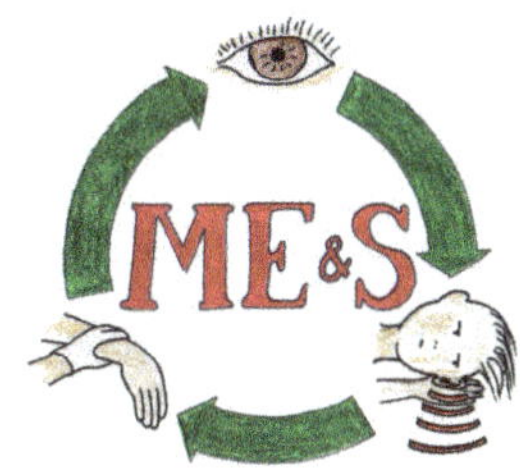

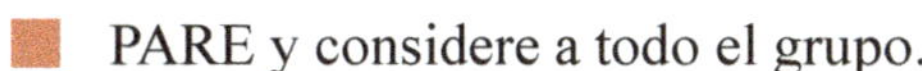

- PARE y considere a todo el grupo.
- ¿Cómo están todos?
- ¿Están todos abrigados, secos y protegidos del entorno?
- Mantenga a todos ocupados.

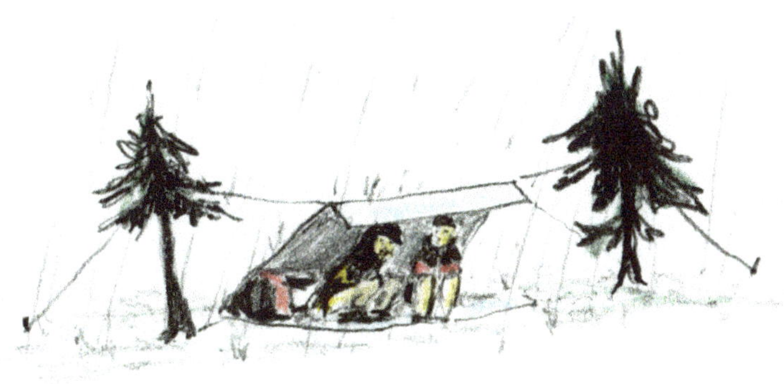

3ra Parte - Evaluación secundaria - Historia de la enfermedad presente, Signos Vitales, Examen del paciente, Historia AMPUE, nota SOEP

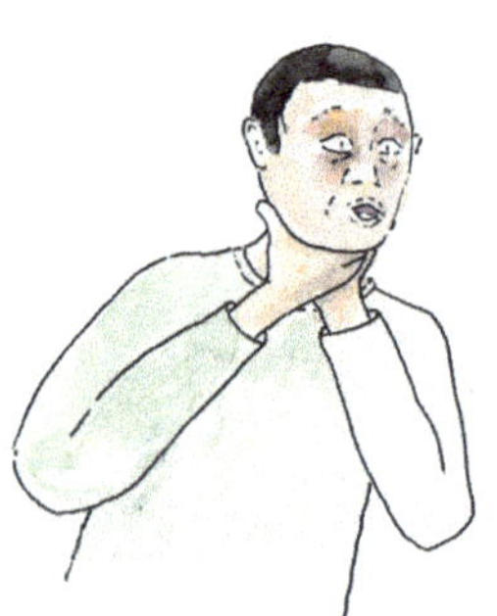

- ¿Qué pasó? - Historia de la enfermedad presente.
- ¿Qué tan bien está? - Signos Vitales.
- ¿Cuáles son sus heridas/lesiones? - Examen del paciente.
- ¿Cuál es su pasado medico? - Historia AMPUE.
- ¿Cuál es el plan de acción y de cuidados para el paciente? - Nota SOEP.

Ya terminada la evaluación primaria, las amenazas para la vida han sido eliminadas o manejadas. Ahora tenemos el tiempo para pasar a la evaluación secundaria y responder a la pregunta, "¿Qué tan lastimado está?" Tomando un conjunto de Signos Vitales, haciendo el examen cabeza a pies y tomando la historia AMPUE, podrás determinar la severidad de las heridas o la enfermedad que presenta nuestro paciente.

Historia de la enfermedad presente:

- ¿Cuándo paso?
- Localización del dolor o la herida.
- Calidad del dolor.
- Rango del dolor (0 = no dolor; 10 = el peor dolor).

Signos Vitales

La habilidad de una persona de adquirir oxígeno (02) es lo más importante. Nuestra responsabilidad es asegurarnos que nuestro paciente tiene una vía aérea abierta, está respirando, tiene pulso y no está sangrando. Una vez está establecido debemos medir y monitorear los Signos Vitales de los sistemas más grandes del cuerpo para determinar si la persona se está mejorando, sigue igual o está empeorando debido al incidente.

Una persona puede vivir:

- Semanas sin comida.
- Días sin agua.
- Horas en un ambiente difícil y agreste sin refugio.
- Pero sólo **6 MINUTOS** sin oxígeno

Los Signos Vitales Muestran:

- La respuesta al daño.
- Qué tan serio es el daño.

Lo que no te dicen los Signos Vitales:

- Cuál es el daño especifico que se generó.

Los Signos Vitales Marcan el paso:

- Tome un set de SV cada 5 - 15 minutos, según el caso.
- Esto le dará una imagen de cómo está el paciente al pasar del tiempo.
- Esto mostrará una imagen, en el tiempo, del estado del paciente.

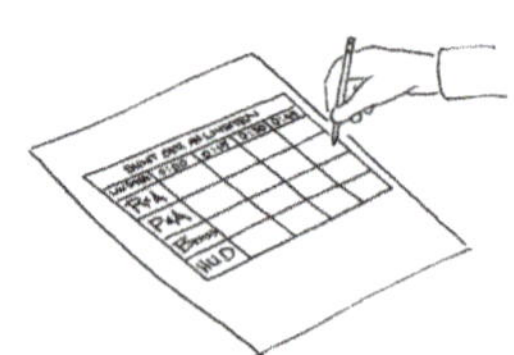

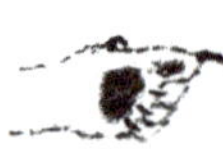

Signos Vitales: Por Sistema

Sistema Respiratorio (vía aérea y pulmones)

El sistema de intercambio de oxígeno: "Entra el buen aire y sale el malo".

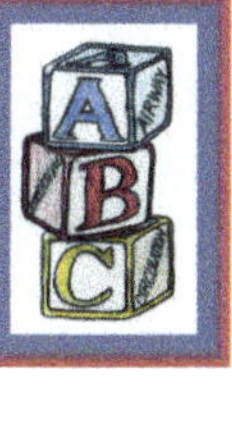

- Frecuencia Respiratoria: cuenta el número de respiraciones por minuto - Normal: 10-30/respiraciones por minuto.
- Esfuerzo respiratorio: observe; miremos respirar - Normal: sin esfuerzo
- ¿Qué tanto se esfuerzan al respirar?
- Pregúntele si se siente corto de respiración, o si está teniendo problemas al respirar.

Sistema Circulatorio (Corazón, Vasos sanguíneos y sangre)

Transporta el oxígeno a todas las células del cuerpo: "no te quedes quieto, late corazón."

- Frecuencia Cardiaca: Encuentre el pulso en la muñeca y cuente las pulsaciones por minuto - normal: 50-100 pulsaciones/minuto
- Esfuerzo: Se puede usar la presión sanguínea o revisar los diferentes pulsos en el cuerpo - normal: todos los pulsos están intactos
    - Si el paciente tiene pulso en la muñeca, tiene un mínimo de 90mmHg, suficiente perfusión para todo el cuerpo.
    - Si el paciente tiene pulso en la arteria femoral, tiene un mínimo de 70mmHg, suficiente perfusión para los órganos vitales y el cerebro.
    - Si el paciente tiene pulso en la arteria carótida, tiene un mínimo de 60mmHg, suficiente perfusión para el cerebro únicamente.

Sistema Nervioso Central (cerebro y columna)

Usa oxígeno para sobrevivir y establece el nivel de respuesta (NDR).

- Monitoree el NDR con la escala AVDN - normal: alerta y orientado

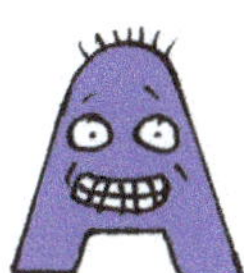

Alerta: Responde: ¿Qué tan alerta está? - "Las luces están prendidas, pero… ¿hay alguien en casa?"

- Alerta y Orientado x 1: **Persona** - Sólo sabe quién es (A+O x1 = mal).
- Alerta y Orientado x 2: **Lugar** - Sabe quién es y dónde está (A+O x2 = mejor).
- Alerta y Orientado x 3: **Tiempo** - Sabe quién es, dónde está, el día, la hora y el año (A+O x3 = lo mejor).

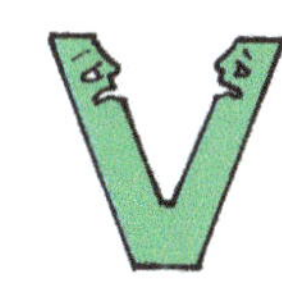

Verbal: Inconsciente: pero ¿responde al sonido? - "Hola, ¿hay alguien ahí?"

- Háblele; ¿reacciona cuando lo oye (tratando de hablar o de moverse)?
- ¿Sigue comandos simples (parpadear, moviendo alguna parte de su cuerpo)?

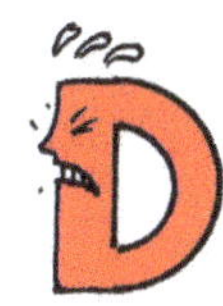

Dolor: Inconsciente: pero responde a un estímulo de dolor? - "Eso debe doler."

- ¿Un pellizco detrás del brazo lo hace reaccionar de alguna forma (quejas o sonidos)?
- ¿Es una reacción apropiada al dolor?

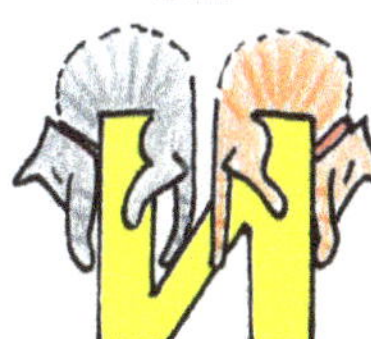

No Responde: Inconsciente, comatoso.

- "Nadie está en casa."
- No responde a ningún estímulo externo.

Sistema Tegumentario (piel):

El órgano mas grande del cuerpo humano, encargado de la termorregulación. Cuando hay poco oxígeno, el cerebro al sentirse en peligro procederá en constreñir los vasos encargados de la circulación periférica de la piel, alejando la sangre de la misma y mandándola a los órganos vitales.

Color de Piel: Varia según el individuo y la rasa.

- ¿Hay correcta perfusión de sangre a la piel?
- Mire el relleno capilar.
- Mire las áreas del cuerpo que no tienen pigmentación: las uñas, detrás de los párpados y la boca.

Temperatura y Humedad:

- Toque la piel del paciente en el abdomen y la axila.
- ¿Están calientes o fríos al tacto? ¿Están secos, mojados o con sudor?

Signos Vitales dentro de los rangos normales			
Signo vital	**Tiempo (0:00)**	**Tiempo (0:15)**	**Tiempo (0:30)**	**Tiempo (0:45)**
FR y esfuerzo	16 - sin esfuerzo	12 - sin esfuerzo	12 - sin esfuerzo	12 - sin esfuerzo
FC y esfuerzo (PS por tacto)	80 + pulso radial	72 + pulso radial	60 + pulso radial	60 + pulso radial
LOC	A&O x 3	A&O x 3	A&O x 3	A&O x 3
Piel	rosada/ tibia	rosada/ tibia	rosada/ tibia	rosada/ tibia

Ud. va a anotar lo que encuentra usando un formato llamado nota SOEP.

S = información **SUBJETIVA** (lo que el paciente le dice)

O = información **OBJETIVA** (lo que Ud. observa o encuentra)

E = **EXAMEN** del paciente: lo que está mal con el paciente, o lo que Ud. sospecha que está mal.

P = **PLAN**: su plan para lidiar lo que está mal con el paciente.

Más sobre las notas SOEP más tarde.

Los signos vitales son listados bajo "O" para resultados objetivos.

La clave aquí es recordar que un conjunto de signos vitales no le dice nada. Los signos vitales tomados en intervalos a lo largo del tiempo te indican si la condición del paciente está mejorando, empeorando o es estable.

Un ejemplo de como aparece una nota SOEP:

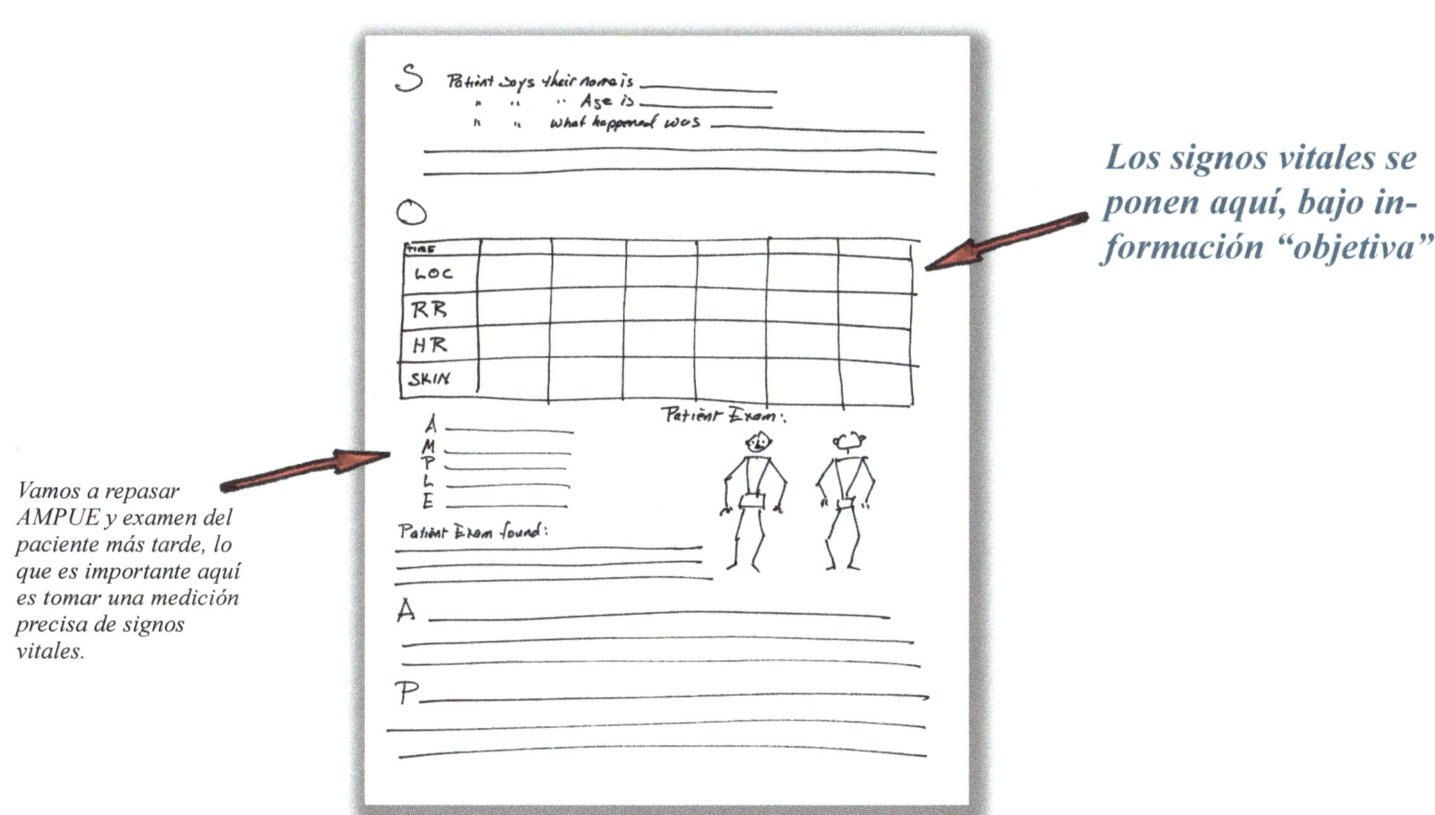

Los signos vitales se ponen aquí, bajo información "objetiva"

Vamos a repasar AMPUE y examen del paciente más tarde, lo que es importante aquí es tomar una medición precisa de signos vitales.

EXAMEN DEL PACIENTE - Los principios de una búsqueda completa para encontrar problemas.

- Se hace el examen cabeza-a-pies para localizar cualquier tipo de lesión.
- Se hace casi de la misma manera que un buen masaje.
- Sólo una persona hace todo el examen.
- Empiece por la cabeza; luego siga con: cuello - costillas - abdomen - piernas - brazos - espalda.
- Hable con el paciente; explíquele lo que se está haciendo.
- Si se queja de dolor, pregunte dónde le duele y exponga ese lugar.
- Evada movimientos innecesarios.
- Historia de la enfermedad presente - registre la historia completa del incidente.

PRINCIPIOS DEL EXAMEN DEL PACIENTE - Usted está tratando de descubrir todas las posibles lesiones por medio de:

INSPECCIÓN: Busque hemorragias y heridas, objetos clavados, deformidades.

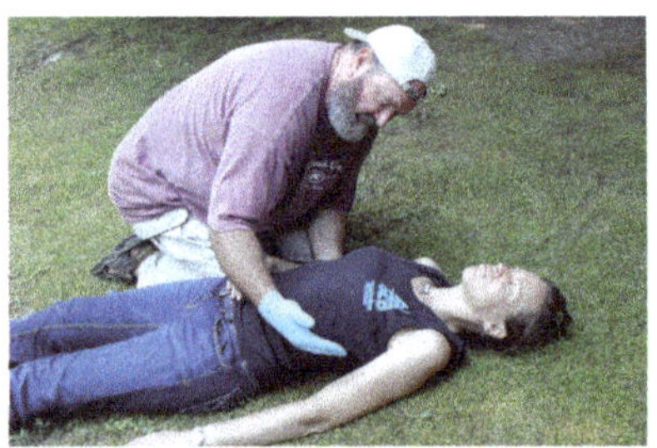

CIRCULACIÓN: Revise si hay pulso en las cuatro extremidades.

C

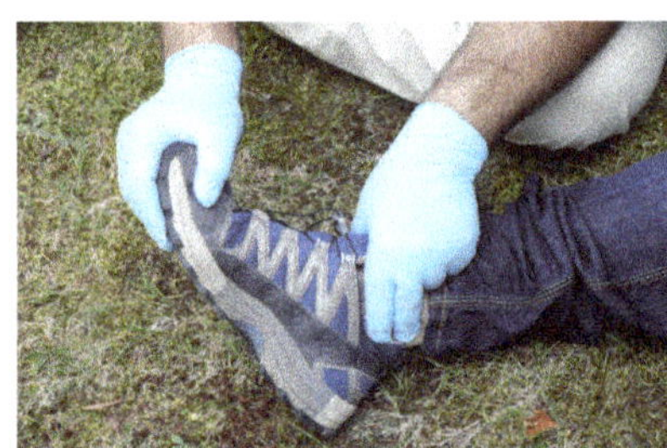

COMPARACIÓN: Mire la simetría de las partes del cuerpo.

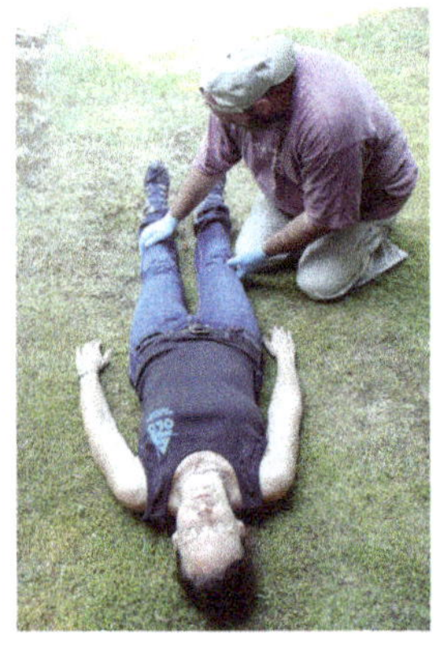

SENSIBILIDAD: Revise si hay sensibilidad en las cuatro extremidades.

S

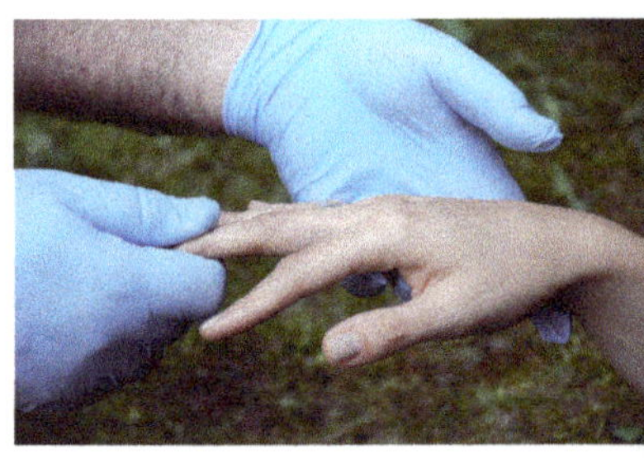

PALPACIÓN: ¿Hay sensibilidad al palpar músculos, huesos y articulaciones?

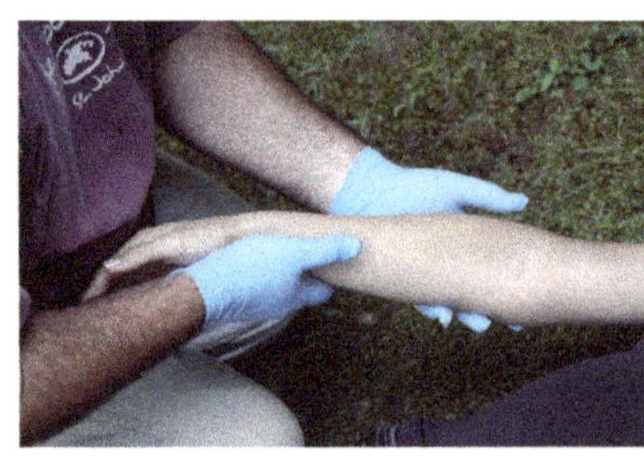

MOVIMIENTO: Revise si se pueden mover las extremidades.

M

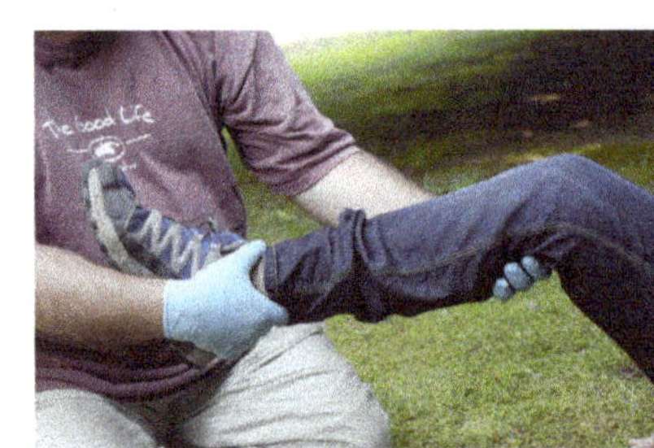

CABEZA: Inspeccione el cuero cabelludo, la cara, los ojos, la nariz, la boca, las orejas.

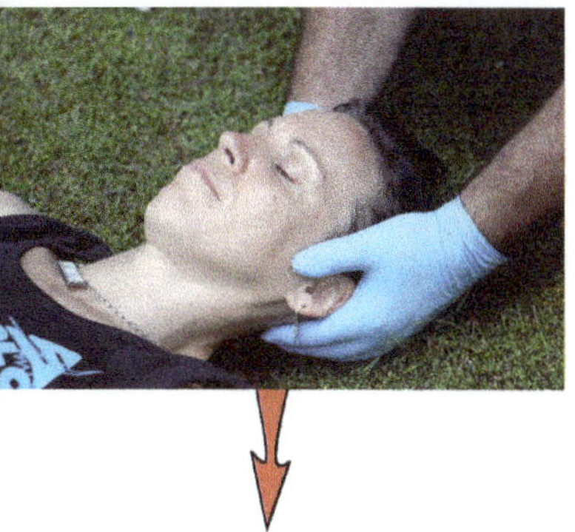

CUELLO: Palpe las vértebras, inspeccione la tráquea.

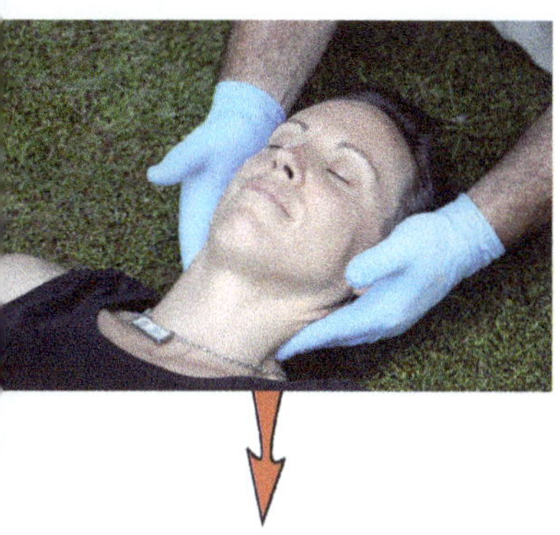

PECHO: Palpe las clavículas, los hombros, y comprima el tórax.

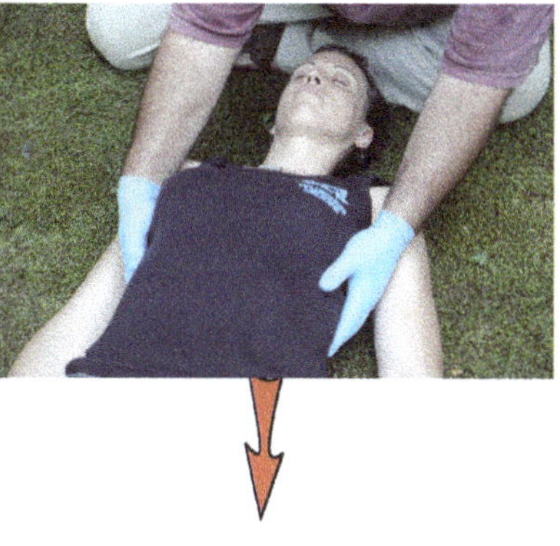

ABDOMEN: Presione el abdomen en los cuatro cuadrantes.

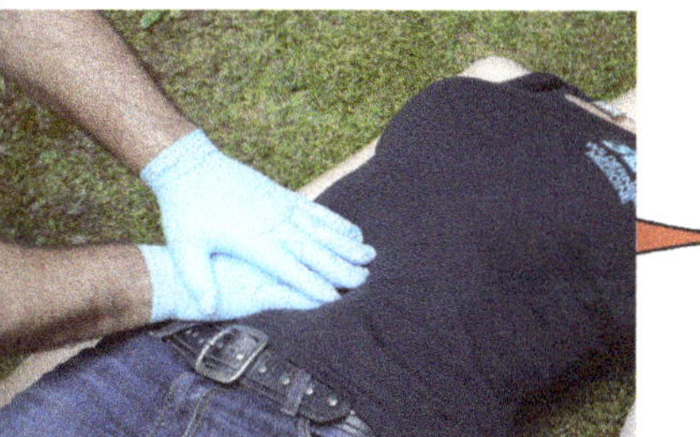

PELVIS: Presione las caderas hacia abajo y hacia adentro.

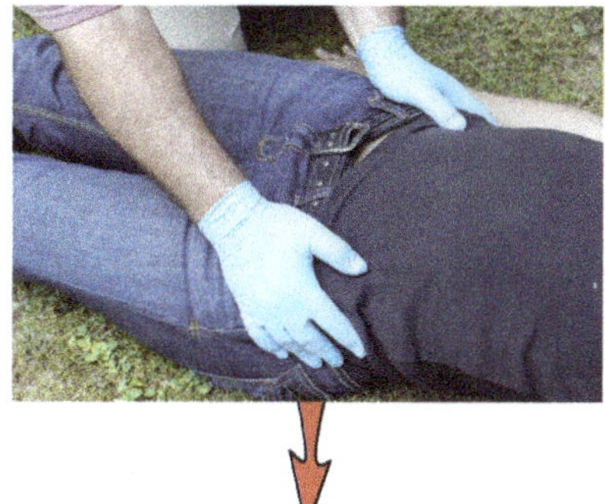

PIERNAS: Palpe los músculos, revise bien las articulaciones.

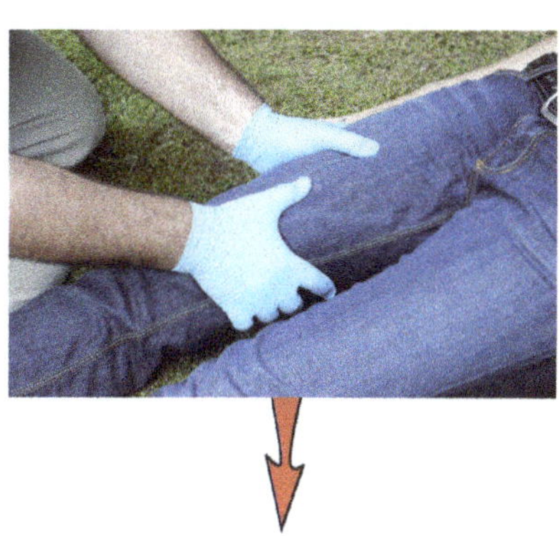

BRAZOS: Palpe los músculos, revise bien las articulaciones.

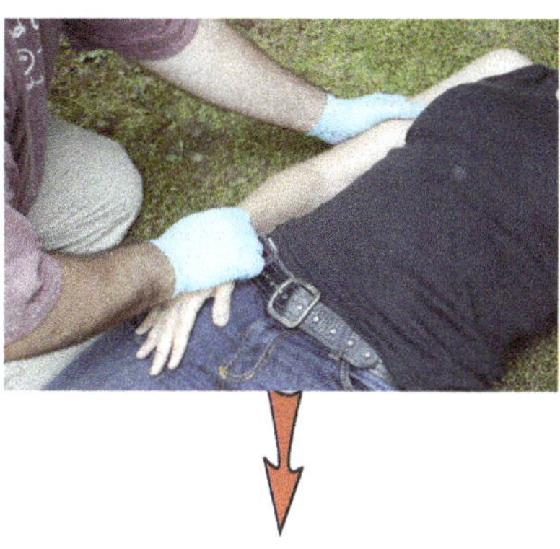

ESPALDA: Palpe todas las vértebras.

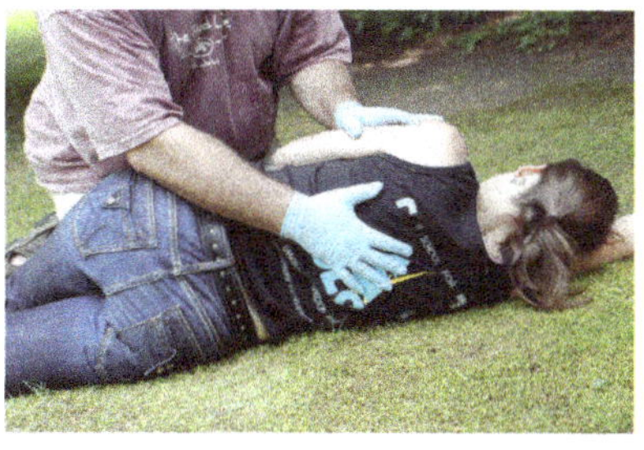

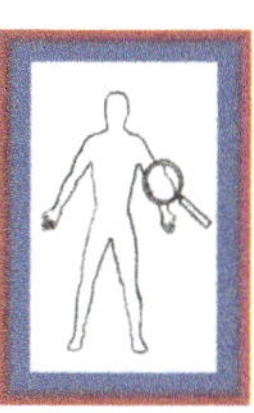

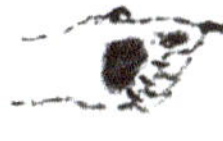

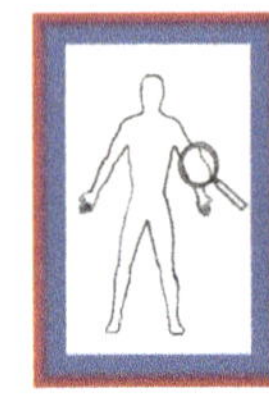

La historia AMPUE

Todos tienen una historia médica que los demás no conocen. Esto puede ser muy importante y un factor clave al dar cuidado médico. Use esta sencilla sigla AMPUE para que sea fácil recordar cuáles son las preguntas apropiadas para conocer la historia médica de un paciente.

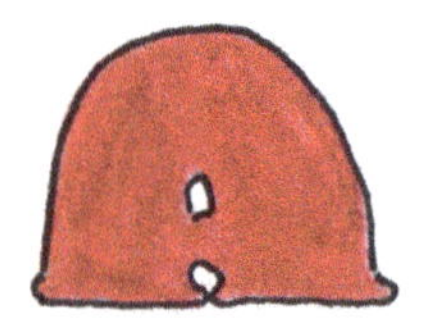
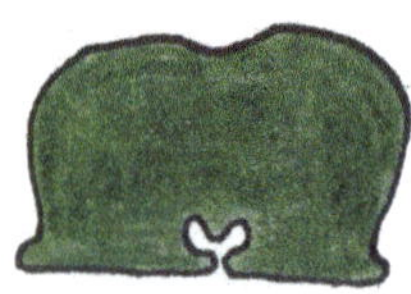
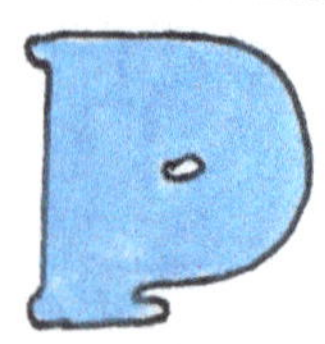
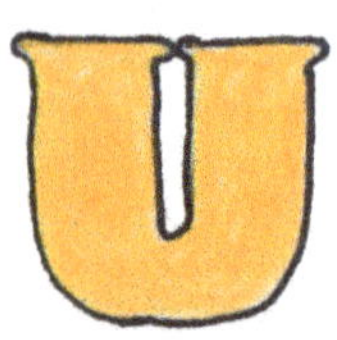
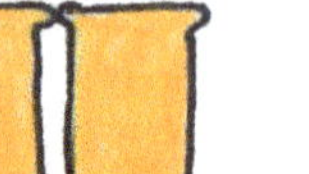
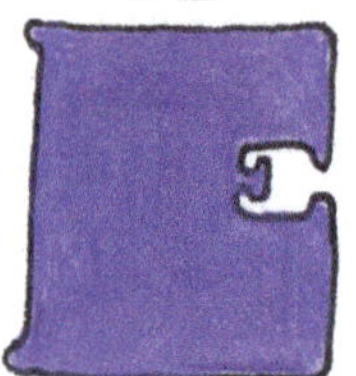

Alergias
- ..a medicamentos, comida, insectos, et cetera.
- ¿Qué pasa y cómo la trata?

Medicamentos
- ¿Qué medicamentos toma (recetados o de compra libre)?
- ¿Ha tomado sus medicamentos hoy? ¿Qué tan frecuente y cuál es la dosis?

Pasado Medico
- ¿Alguna enfermedad o lesión reciente que pude contribuir a la presente condición?

Último Ingerido/eliminado
- ¿Cuándo ocurrió lo último que comió y tomó?
- ¿Qué comió y tomó ?
- ¿Cuándo fue la última vez que fue al baño?

Eventos que llevaron a la crisis
- ¿Qué llevó u ocurrió antes del evento?

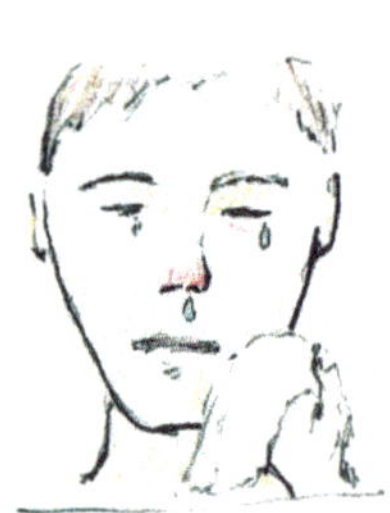

¿Alergias?

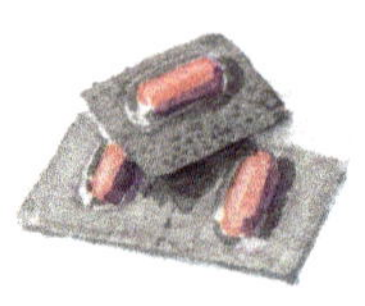

¿Medicamentos?

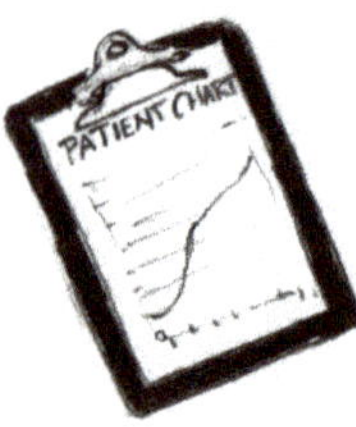

¿Pasado?

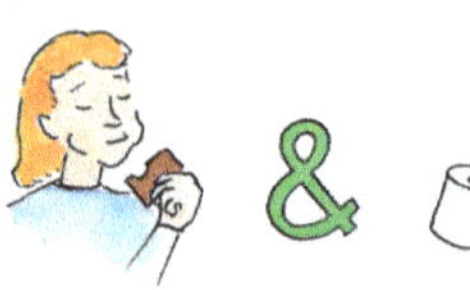

¿Último ingerido/eliminado?

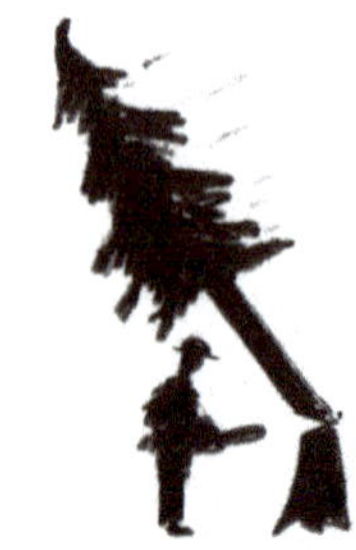

¿Qué pasó?

Subjetivo:
edad, sexo, Mecanismo de Lesión (MDL), Queja principal (QP) Historia de la presente
enfermedad (HPE)

*Edad/Sexo:*____
*MDL:*____
QP (palabras propias del paciente) y HPE (inicio, locación, duración, frecuencia, cali-
dad, cantidad, comienzo, exacerbación, alivio):

____
____
____

Objetivo: Signos vitales (SV), Evaluación del paciente (EP), Historia médica (AMPUE)
  Signos Vitales:

Tiempo				
NR (AVDN)				
FC				
FR				
Piel				

Evaluación del paciente: describa la localización del dolor, partes blandas y heridas.

____
____
____
______

Historia Médica
Alergias: ____
____

Medicamentos: ____
____

Pasado - Historia médica relevante: __________________________________
____

Último ingerido/eliminado: ____
____

Eventos antes del incidente: ______________________________________
____

Evaluación: lista de problemas
1. ____
2. ____
3. ____
Plan: (plan para cada problema en la lista de problemas)
1. ____
2. ____
3.   *MONITOREAR – ¿Cada cuánto tiempo planeas monitorear al paciente?*

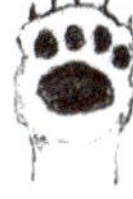

LISTAS DE CHEQUEO PARA EL EXAMEN DE PACIENTE

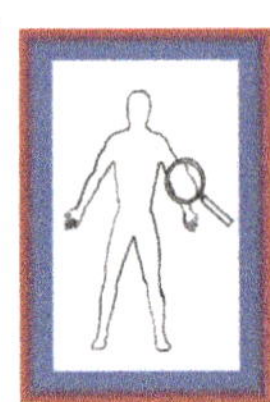

EVALUACIÓN DE LA ESCENA:

- [ ] ¿Es seguro para mi?
- [ ] ¿Es seguro para el paciente?
- [ ] ¿ASC?

EVALUACIÓN PRIMARIA:

- [ ] ¿El paciente responde?
- [ ] ¿Tienen la vía aérea abierta?
- [ ] ¿Respira?
- [ ] ¿Tiene pulso?
- [ ] ¿Está sangrando?
- [ ] ¿Se encontraron heridas graves a la vista?
- [ ] ¿Necesita ser movido?
- [ ] ¿Necesita ser alineado?
- [ ] ¿Necesita ser protegido del entorno?

EVALUACIÓN SECUNDARIA - SIGNOS VITALES:

- [ ] ¿Cuál es la frecuencia respiratoria y su esfuerzo?
- [ ] ¿Cuál es la frecuencia cardíaca y su esfuerzo?
- [ ] ¿Cuál es el nivel de respuesta?
- [ ] ¿Cuál es el color de su piel, su temperatura y textura?

EVALUACIÓN SECUNDARIA - EXAMEN DEL PACIENTE:

- [ ] CABEZA — corona, cara, ojos, nariz, boca.
- [ ] CUELLO — columna, tráquea.
- [ ] PECHO — clavícula, hombros, costillas.
- [ ] ABDOMEN — comprima el abdomen.
- [ ] CADERA — comprima la cadera, anterior/posterior y lateral.
- [ ] PIERNAS — circulación, sensación y movimiento.
- [ ] BRAZOS — circulación, sensación y movimiento.
- [ ] ESPALDA — gire al paciente y palpe vértebra por vértebra.

EVALUACIÓN SECUNDARIA - AMPUE:

- [ ] ALERGIAS — alergia a medicamentos, comida, insectos, etc.
- [ ] MEDICAMENTOS — medicamentos prescritos y no prescritos.
- [ ] PASADO MÉDICO — historia médica pertinente, cirugías, etc.
- [ ] ÚLTIMO IN/OUT — lo último que comió y lo último depositado
- [ ] EVENTO — eventos que llevaron a esta crisis

NOTA SOEP — REGISTRE INFORMACIÓN VITAL:
MANTENGA LA EVALUACIÓN EN MOVIMIENTO

- [ ] Recopile toda la información del paciente.
- [ ] Tome nuevos datos cada 15 minutos.

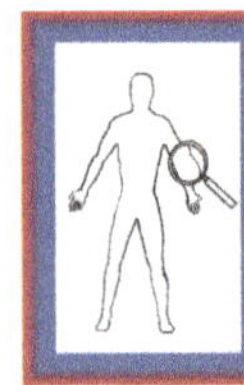

4ta Parte: PARE - Examen de rescate - cómo conseguir ayuda.

El examen de paciente ha sido completado. Ahora combine el estado del paciente con el estado del grupo y determine si necesita ayuda de otros rescatistas.

Condición del paciente:

- Monitoree la condición del paciente constantemente.
- Tome nuevos datos cada 15 minutos (**SOEP**).

    S: ¿Están hambrientos, sedientos, con algún dolor, necesitan ir al baño?

    O: Tome otro grupo de signos vitales, mire la circulación en todas las férulas y vendajes.

    E: ¿El examen sigue igual?

    P: ¿El plan sigue en pie?

Condición del grupo:

- ¿Cómo está cada individuo del grupo: hambriento, sediento, ansioso?
- ¿Qué tan bien preparado está el grupo para acampar?

Decisiones:

- ¿Es necesario evacuar al paciente o podemos continuar?
- Si es necesario evacuar, llame ayuda.
- Mientras espera al rescate - construya un refugio.

Buscando ayuda:

- Mande a dos personas a buscar ayuda si sea posible.
- Envíe una nota SOEP del paciente con los que fueron a buscar ayuda.
- Envíe una lista con el nombre de los otros integrantes del grupo y qué tan bien están preparados para refugiarse.
- Envíe un mapa con la localización exacta y la hora.

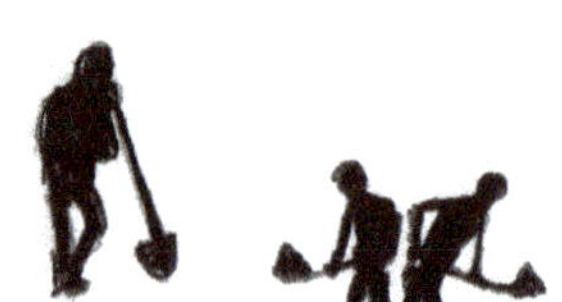

Mientras espera por ayuda:

- Mantenga el espíritu, sea positivo, asegúrese que todos tienen algo que hacer.
- Luz y calor; construya una fogata, mantengamos a todos calientes y secos.
- Sean fáciles de encontrar.
- Esté pendiente de su paciente y de los otros integrantes del grupo.

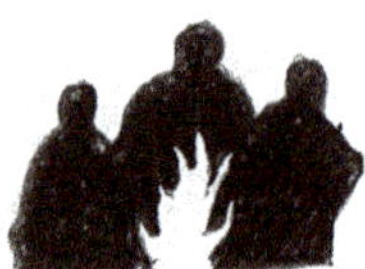

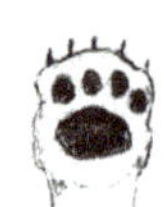

HAGA UN PLAN DE RESCATE

Técnicas para mover y levantar a un paciente

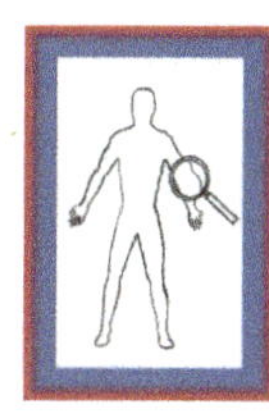

Cuando ocurre un accidente, es importante que la persona herida se quede lo mas quieta posible, ya que no se sabe qué tan lastimada está.

Mover al paciente a otro lugar de una manera segura, es el primer componente que debemos tener en cuenta. Esto con el fin de proteger a nuestro paciente de no lastimarse más o para protegerlo del entorno. Puede suceder en cualquier momento, cuando estamos viendo la seguridad de la escena, en el examen primario o en el examen secundario.

 ¿Está en peligro inminente de un desprendimiento de rocas, caída de hielo, avalancha, etc?

 ¿Está acostado en el agua?

 ¿Está acostado en el piso frío o la nieve?

 ¿Está acostado entre rocas o escombros?

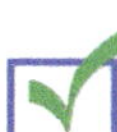 ¿Está en un lugar que puede llegar a lastimarlo más?

Si su paciente está en un lugar que puede lastimarlo, usted también está en un lugar donde puede lastimarse. Una sóla víctima es suficiente.

Si es posible, trate de hacer el examen de paciente antes de moverlo y así tener una idea de cuáles son las posibles lesiones.

Precauciones y seguridad personal:

 Sea consciente de su fuerza y limitaciones.

 Trabajen juntos - consiga la mayor cantidad de gente posible para hacer movimientos; Entre mas gente mas ligero.

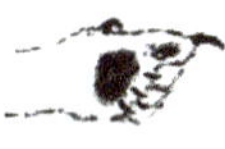

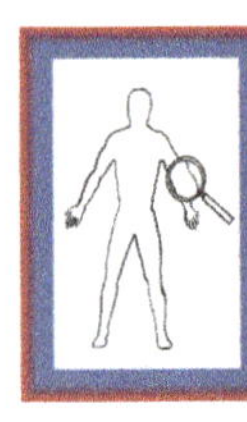

La regla de oro al mover pacientes…

Siempre es seguro mover a alguien lastimado y en una mala posición a una posición de función.

…pero

Evite que la cabeza y el cuello se flexionen.

- Puede mover la cabeza y el cuello a una posición neutra, pero evite flexionarlos hacia adelante.

Evite que la pelvis esté desalineada con los hombros.

- Puede alinear la pelvis con los hombros, pero no haga rotaciones que estén fuera de la posición anatómica..

POSICIONES:

SUPINO: acostado boca arriba.

PRONO: acostado boca abajo.

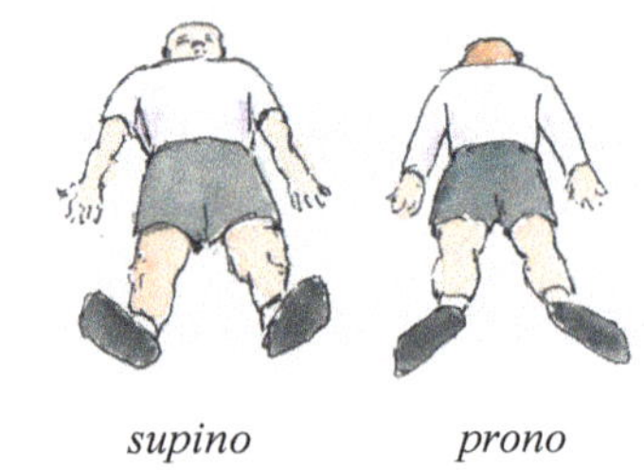

POSICIÓN DE RECUPERACIÓN: acostado

sobre su costado, se usa para mantener la vía

aérea abierta.

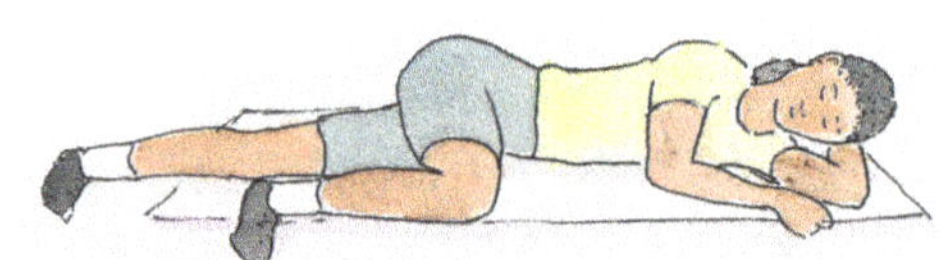

POSICIÓN DE RECUPERACIÓN

Al levantar tenga en cuenta:

- Haga la fuerza con sus piernas.
- Mantenga su espalda recta y empiece con la cola abajo.
- Trate de no extenderse demasiado en los alcances y de no rotar.
- Mantenga el peso cerca de su cuerpo.
- Ayúdese de objetos como cobijas, plásticos, aislantes, etc.

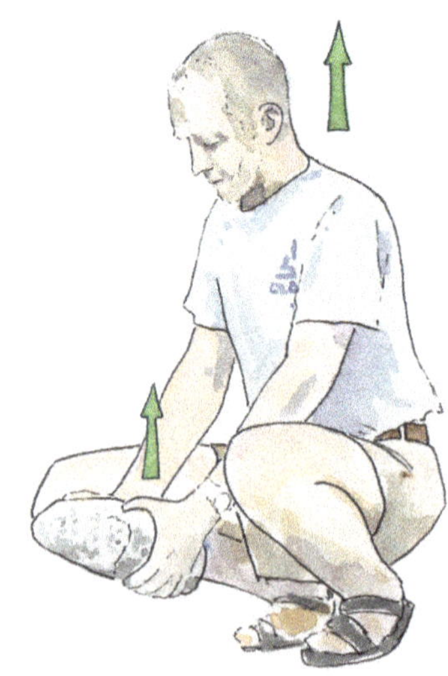

Haga la fuerza con sus piernas.

LEVANTANDO Y MOVIENDO:

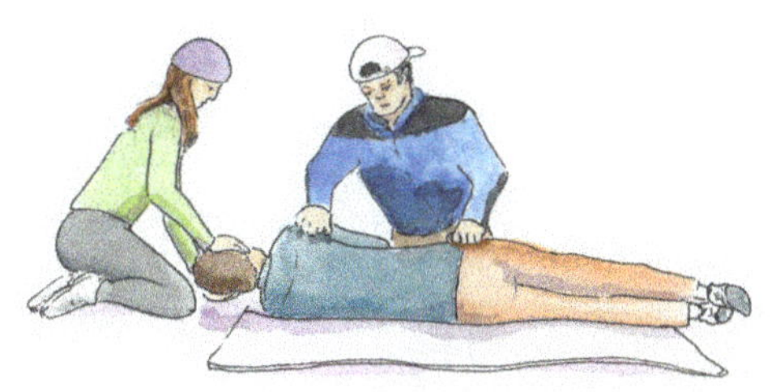
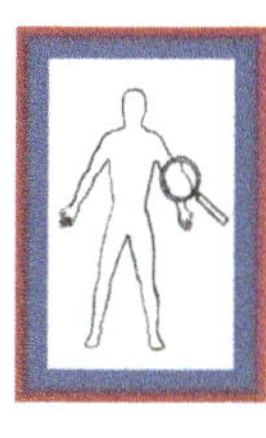

RODAR: Manteniendo la cabeza, los hombros, y la pelvis en línea, ruede al paciente a su costado.

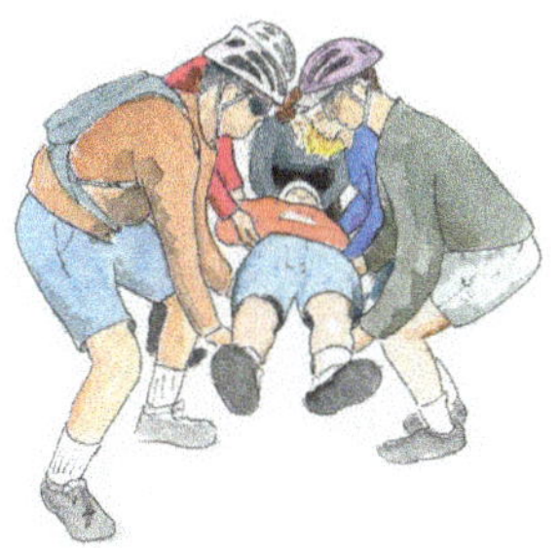

MOVER COMO UNA UNIDAD: Con la mayor cantidad de gente posible, mueva a la persona como si estuviera rígida como una tabla.

ARRASTRES: Jale a la persona de la ropa, o cuando está encima de un aislante.

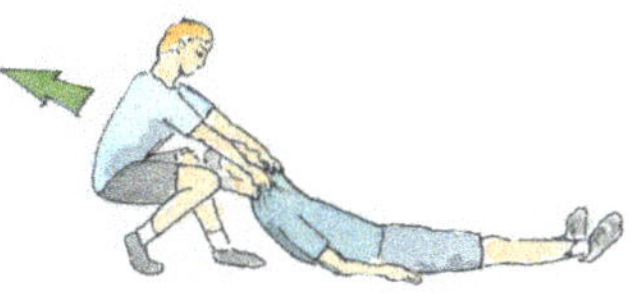
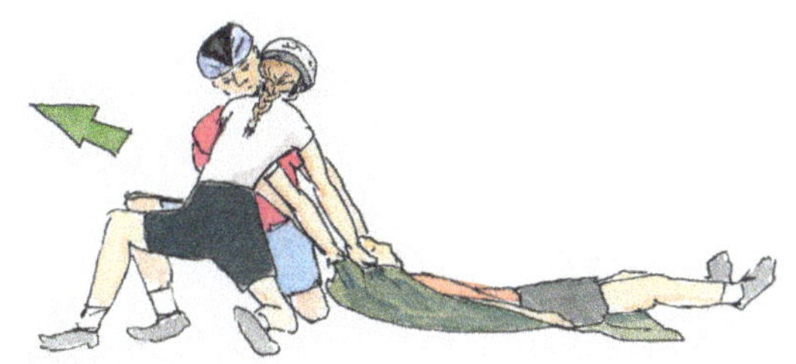

PARA CARGAR Y TRANSFERIR: Con la mayor cantidad de gente disponible, levante al paciente y muévalo:

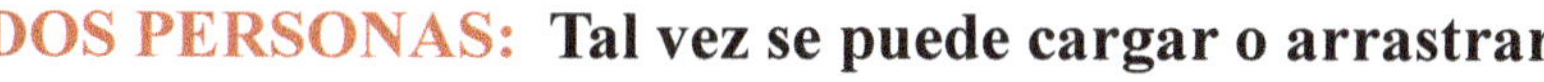

UNA PERSONA: Póngalo encima de un aislante para arrastrarlo.

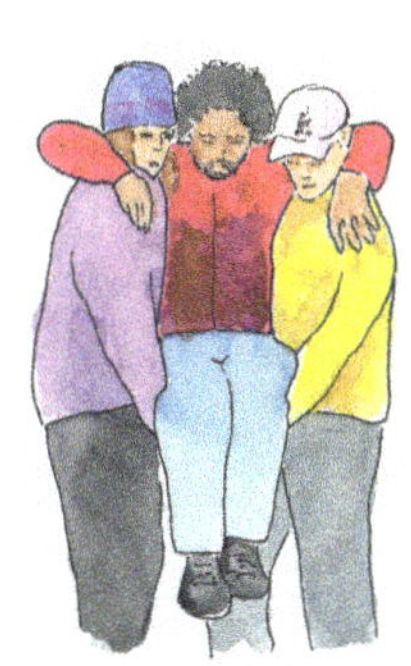

DOS PERSONAS: Tal vez se puede cargar o arrastrar.

MUCHAS PERSONAS: Entre más manos ayudando, mejor y más fácil.

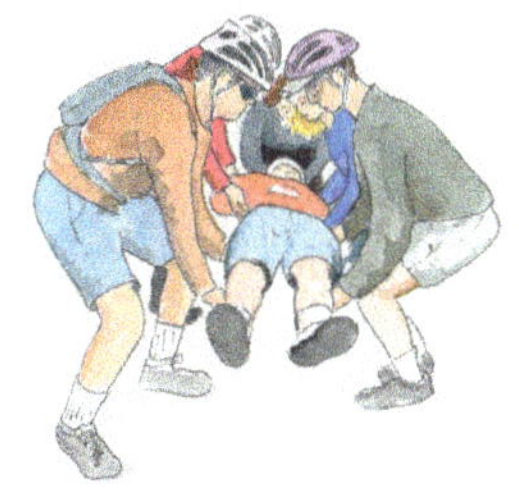
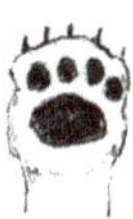

SHOCK

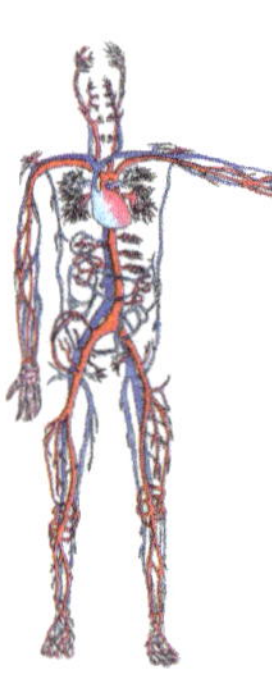

Es una condición en la que el sistema cardiovascular no es capaz de proveer una circulación adecuada para cada parte del cuerpo, causando que los tejidos eventualmente sufran una carencia de oxígeno.

El SISTEMA CARDIOVASCULAR consiste en:

- Corazón - bombea la sangre.
- Vasos Sanguíneos - Carga y distribuye la sangre.
- Sangre - Carga el oxígeno.

El SHOCK es un sistema compensatorio diseñado para mantener al cerebro bien oxigenado cuando hay insuficiencia cardiovascular, y para lograr esto:

- Constriñe los vasos encargados de la circulación periférica para jalar sangre al centro del cuerpo.
- Incrementa las pulsaciones para mandar más sangre al cerebro.
- Incrementa la respiración para aumentar la cantidad de oxígeno en la sangre.

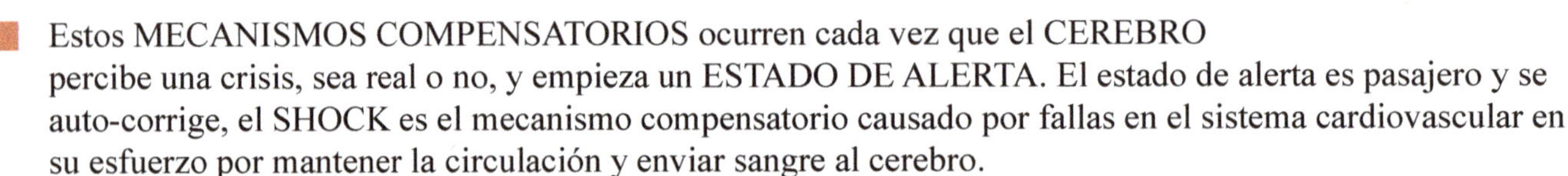

- Estos MECANISMOS COMPENSATORIOS ocurren cada vez que el CEREBRO percibe una crisis, sea real o no, y empieza un ESTADO DE ALERTA. El estado de alerta es pasajero y se auto-corrige, el SHOCK es el mecanismo compensatorio causado por fallas en el sistema cardiovascular en su esfuerzo por mantener la circulación y enviar sangre al cerebro.

- Durante el shock, el sistema compensatorio establece que es más importante bombear más sangre desde el corazón, a los pulmones y el cerebro. Los otros órganos involucrados en este mecanismo son el hígado y los riñones.

- Una vez tratadas las heridas y causas, la condición de shock o el estado de alerta debería cesar y los signos vitales deberían volver a la normalidad. Si no, la vida del paciente corre peligro.

- Inicialmente el shock en una condición para salvar la vida preservando el flujo de sangre al cerebro, pero el SHOCK MATA si continúa por mucho tiempo. Es necesario encontrar y tratar la causa.

Causas del SHOCK:

- HIPOVOLÉMICO: **BAJO VOLUMEN** causado por la reducción en el volumen de sangre por la pérdida de sangre o deshidratación causada por sudar, diarrea, vómito o quemaduras..
- CARDIOGÉNICO: **BAJO FLUJO** causado por falla en la bomba (infarto, angina de pecho).
- NEUROGÉNICO: **BAJA PRESIÓN** causado por vasodilatación, pérdida de tono vascular, resultando en un aumento del espacio vascular por un daño en la columna, reacciones alérgicas o shock séptico..

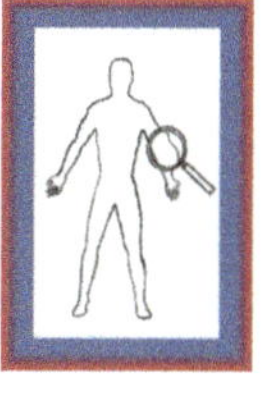

SIGNOS Y SINTOMAS

Los individuos en shock no están "presentes"

- Están distantes.
- Miran a puntos lejanos o no responden.
- Puede que no sepan que usted esta ahí.
- Puede que no sientan dolor ni tengan respuesta al dolor.
- Puede que tengan una herida obvia que ignoran.
- Puede que estén intentando caminar con una pierna rota o usar un brazo roto.
- No saben qué tan serias son sus lesiones.
- Puede que sientan que se acerca el final.

- NDR: inquietos, ansiosos, pueden estar desorientados.
- FC: rápido, débil, fibroso. (ésto con el ánimo de llevar mas sangre al cerebro)
- FR: rápido y poco profundo. (ésto con el ánimo de llevar mas oxigeno)
- PIEL: pálida, fría y húmeda. (ésto se da por la vasoconstricción de los capilares de la piel)
- Pueden colapsar; a veces presentan náuseas y vómito

CUIDADO Y TRATAMIENTO:

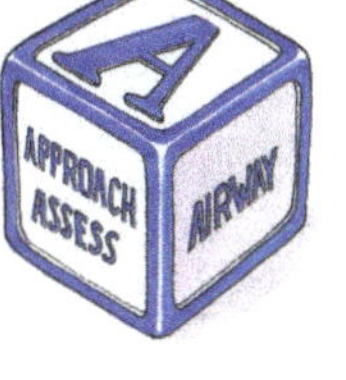

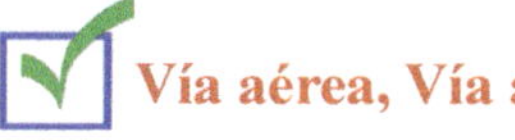 **Vía aérea, Vía aérea, Vía aérea.**

 Controle cualquier **HEMORRAGIA** para evitar pérdida de sangre.

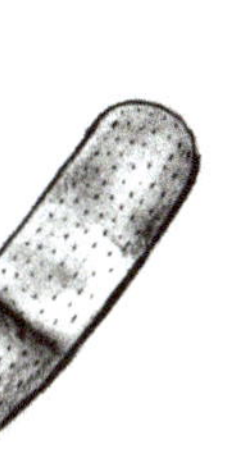

 **ENCUENTRE Y TRATE LA CAUSA.**

 Trate todas las lesiones y heridas para disminuir el dolor.

 Manténgalo acostado en el piso en posición de confort; puede elevar las piernas.

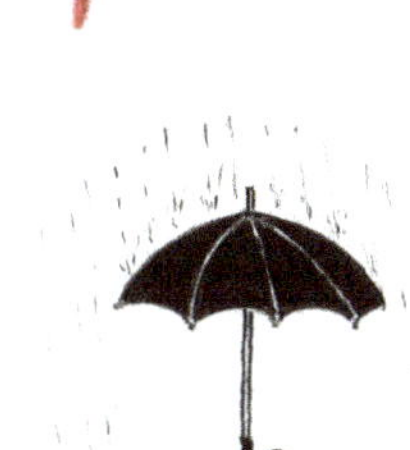

 Proteja al paciente de los elementos, Manténgalo en una temperatura ideal.

 Monitoree signos vitales y consiga ayuda.

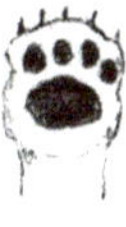

Signos Vitales dentro de los rangos normales				
Signo vital	**Tiempo (0:00)**	**Tiempo (0:15)**	**Tiempo (0:30)**	**Tiempo (0:45)**
FR y esfuerzo	16 - sin esfuerzo	12 - sin esfuerzo	12 - sin esfuerzo	12 - sin esfuerzo
FC y esfuerzo (PS por tacto)	80 + pulso radial	72 + pulso radial	60 + pulso radial	60 + pulso radial
LOC	A&O x 3	A&O x 3	A&O x 3	A&O x 3
Piel	rosada/ tibia	rosada/ tibia	rosada/ tibia	rosada/ tibia

Signos Vitales de un paciente en shock				
Signo vital	**Tiempo (0:00)**	**Tiempo (0:15)**	**Tiempo (0:30)**	**Tiempo (0:45)**
FR y esfuerzo	16 - sin esfuerzo	12 - sin esfuerzo	20 - sin esfuerzo	30 - con esfuerzo
FC y esfuerzo (PS por tacto)	80 + pulso radial	72 + pulso radial	80 + pulso radial	100 + pulso carótido
NDR	A&O x 3	A&O x 3	A&O x 3 + ansioso	A&O x 2 + ansioso
Piel	rosada/ tibia	rosada/ tibia	pálida / fría / húmeda	pálida / fría / húmeda

Los jóvenes y Shock:

La reacción a shock en un joven es diferente a la de adultos, ya que pueden compensar de manera muy eficaz vasoconstruyendo la circulación periférica en la piel. Así una de las primeras muestras de shock compensatorio en jóvenes es vaso-constricción de la vasculatura de la piel, resultando en una recarga capilar retardada, palidez y frescura de la piel. Cuando ésto ocurre en un joven, busque y trate la causa subyacente.

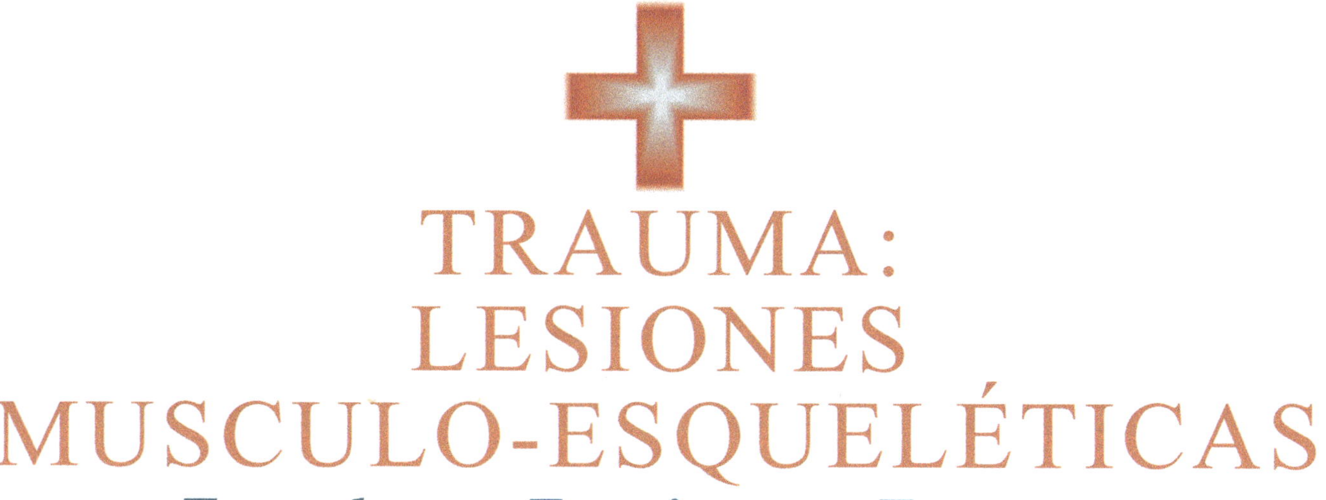

CAPÍTULO DOS

TRAUMA: LESIONES MUSCULO-ESQUELÉTICAS

Torceduras, Esguinces y Fracturas

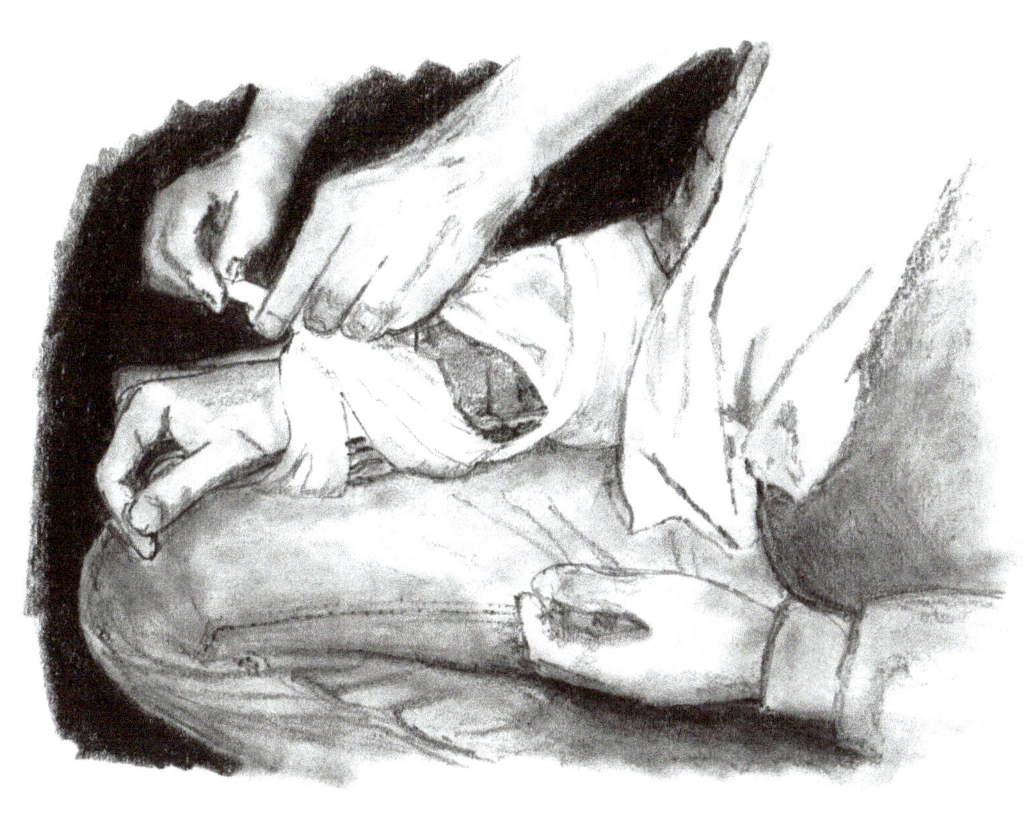

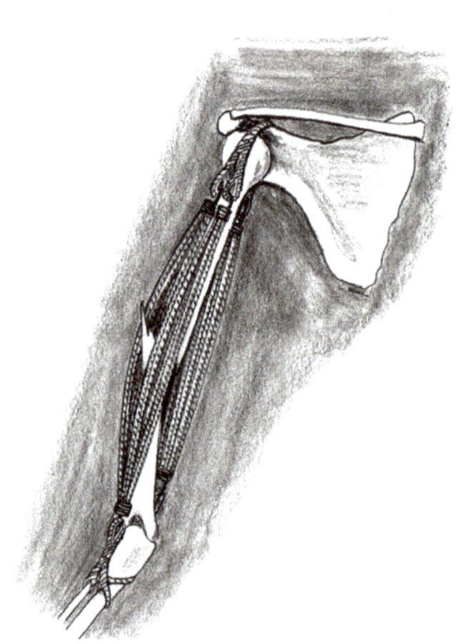

TRAUMA: LAS LESIONES MÚSCULO-ESQUELÉTICAS

EL SISTEMA MÚSCULO-ESQUELÉTICO (HUESOS, MÚSCULOS, TENDONES, LIGAMENTOS).

Cuando el sistema Músculo-esquelético está funcionando apropiadamente, esta estructura de huesos, músculos, tendones, ligamentos y cartílagos, mantiene la forma de nuestro cuerpo, nos permite movernos y funcionar.

LO QUE HACEN:

- **HUESOS:** Nos proporcionan estructura, protección y movimiento. También almacenan calcio y la médula produce células.

- **CARTÍLAGO:** Actúa como un cojín lubricado entre las articulaciones para que se puedan mover fácilmente y proteger la unión entre los huesos.

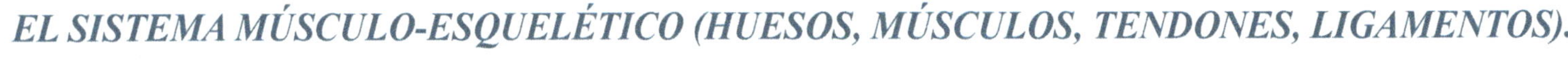

- **LÍQUIDO SINOVIAL:** Es el lubricante que se encuentra en el espacio entre las articulaciones.

- **MÚSCULOS:** Son como elásticos que rodean los huesos, éstos se contraen o estiran según los mandos del cerebro a través del sistema nervioso central, lo que nos permite el movimiento de nuestras extremidades. También ofrecen protección a nervios, arterias y venas.

- **LIGAMENTOS:** son como el nailon que conecta hueso a hueso. Éstos mantienen el rango de movimiento.

- **TENDONES:** Son los que conectan los músculos a los huesos, tendones extienden articulaciones y permiten el movimiento.

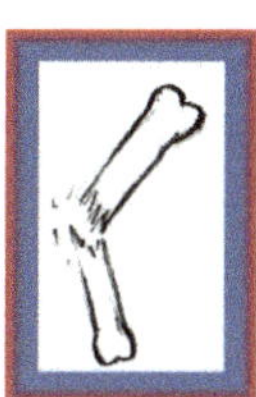

FUNCIONES DEL SISTEMA MÚSCULO-ESQUELÉTICO:

- Movimiento.
- Protección para las subestructuras.
- Almacenamiento de calcio.
- Producción de células (Hematopoyesis).
- Generador de calor.
- La estética (los músculos y huesos determinan como te ves).

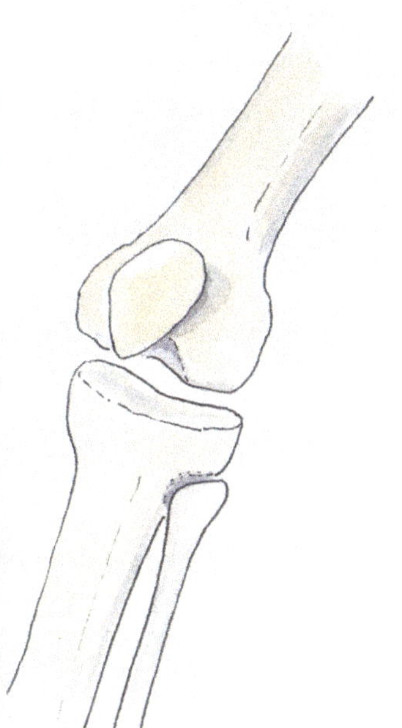
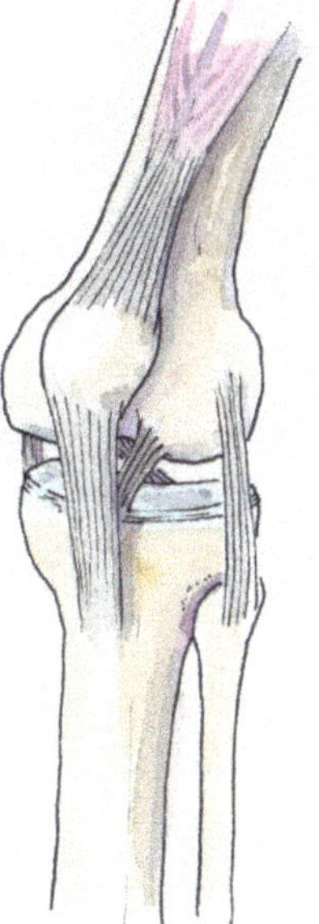
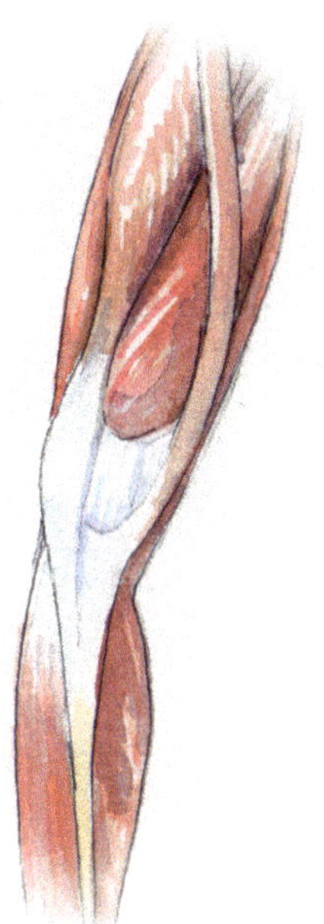
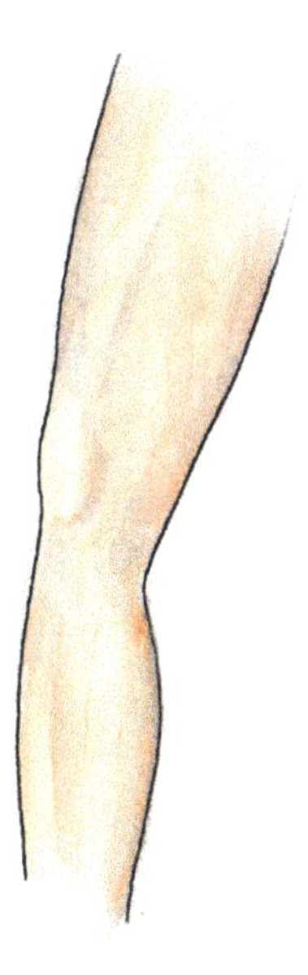

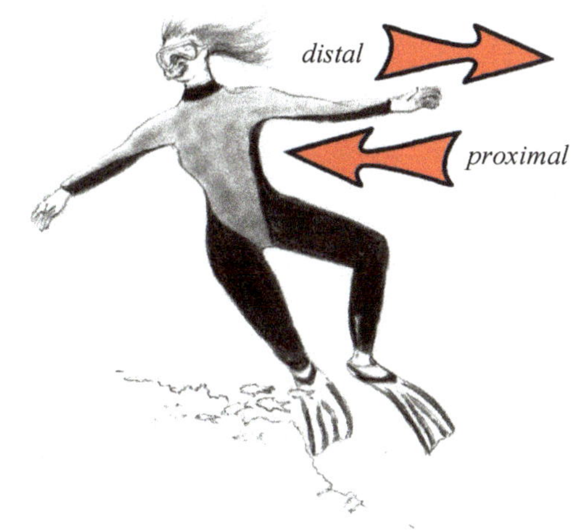

POSICIÓN ANATÓMICA

Cuando describimos la posición de las partes del cuerpo en relación de unas con otras, las partes mas lejanas al centro del cuerpo les llamamos "DISTAL" y las mas cercanas al centro del cuerpo "PROXIMAL".

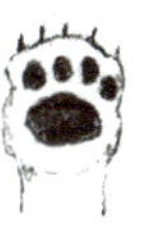

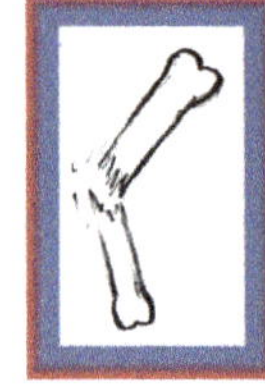

TIPOS DE LESIONES MÚSCULO-ESQUELÉTICAS:

- Torceduras y Esguinces - torcer y jalar pueden dañar la estructura que soporta las articulaciones (ligamentos, músculos y tendones) son las más comunes lesiones al aire libre.
- Fracturas - Romperse un hueso puede ser muy peligroso ya que puede generar filos que pueden dañar los músculos, los nervios y los vasos sanguinos que lo rodean.

TORCEDURAS Y ESGUINCES:

Signos y síntomas:

 Dolor generalizado alrededor de la articulación, no hay dolor puntual.

 Dolor al mover la articulación afectada.

 Poco dolor al ponerle peso.

 La hinchazón puede ser dramática.

 Puede cambiar de dolor con el tiempo, "negro y azul" (equimosis).

Tratamiento: la tarea primordial es minimizar la hinchazón usando el RHiCE:

 Reposo: Pare y descanse; esto disminuye la circulación.

 Hielo: Causa vasoconstricción, disminuye la circulación - hielo, nieve o algo mojado.

 Compresión: Disminuya la circulación y espacio para la hinchazón; entre menos se hinche más rápido sanará.

 Elevación: Disminuye la circulación.

 Inmovilice y soporte la articulación afectada.

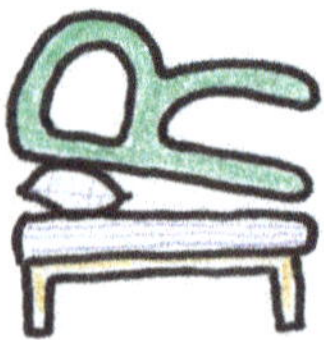
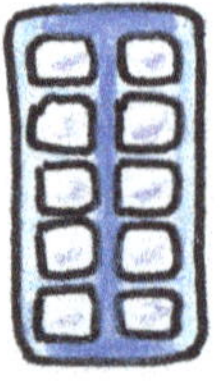
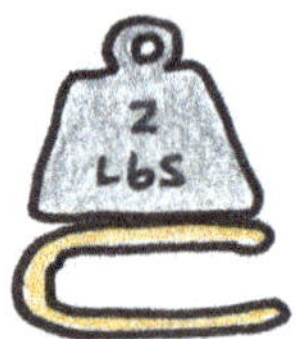
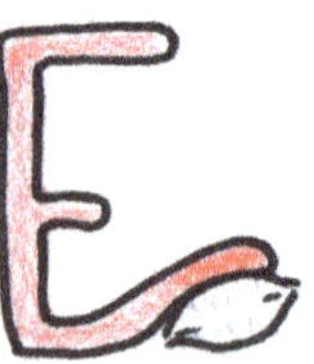
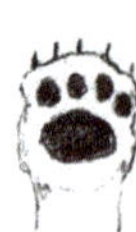

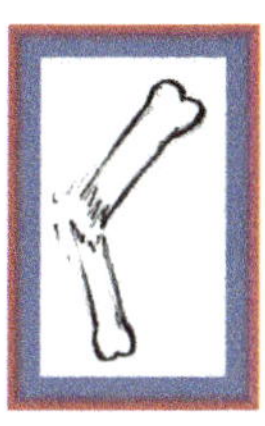

FRACTURAS:

■ Los huesos están hechos de una fuerte capa exterior y un área suave de médula ósea en el interior.

■ Una fractura ocurre cuando suficiente fuerza es ejercida contra el hueso y rompe la capa externa del hueso compacto.

EVALUANDO UNA LESION MÚSCULO-ESQUELÉTICA: *ESGUINCE*   *FRACTURA*

Mire—¿Qué se debe mirar al momento de examinar la lesión?

	ESGUINCE	FRACTURA
¿Tienen movimiento y función normal??	Usualmente	No
¿Están protegiendo la lesión?	Ligeramente	Sí
¿Ve alguna deformidad o ángulo?	No	Sí
¿Ve alguna decoloración o hinchazón?	Tal vez	Sí

Escuche—Háblele al paciente; ¿Qué dicen?

	ESGUINCE	FRACTURA
¿Qué pasó?		
¿Cuál es el mecanismo de lesión (MDL)?		
¿Dónde le duele?		
¿Sintió que algo sonó, crujió o salto?	Talvez	Usualmente

Sienta— ¿Qué sintió cuando se examinó la lesión?

	ESGUINCE	FRACTURA
¿Hay buena Circulación, Sensación y Movimiento (CSM)?	Usualmente	Talvez
¿Hay un punto de dolor?	No	Sí
¿Hay crujidos (sonido de huesos rotos crujiendo)?	No	Sí

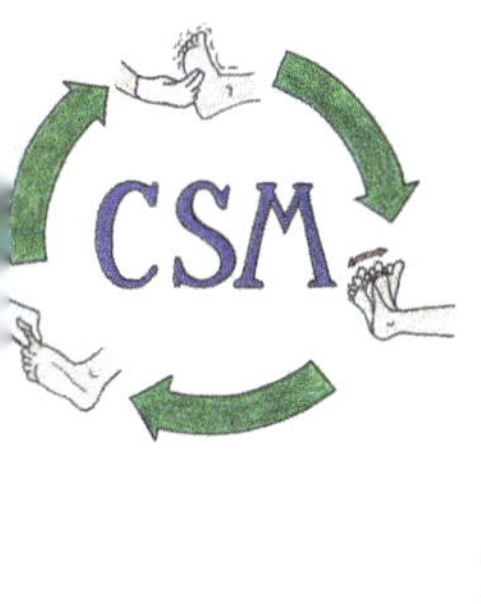

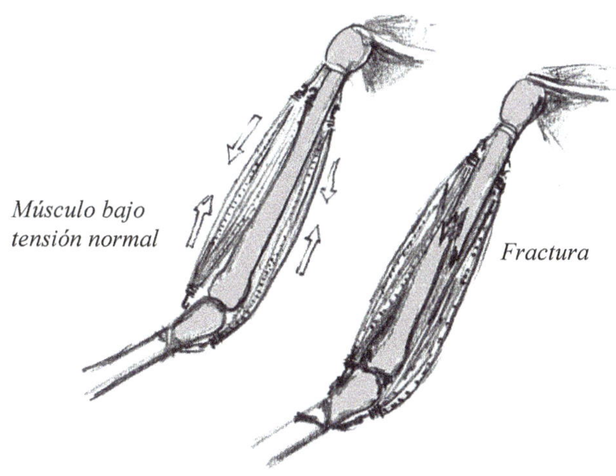

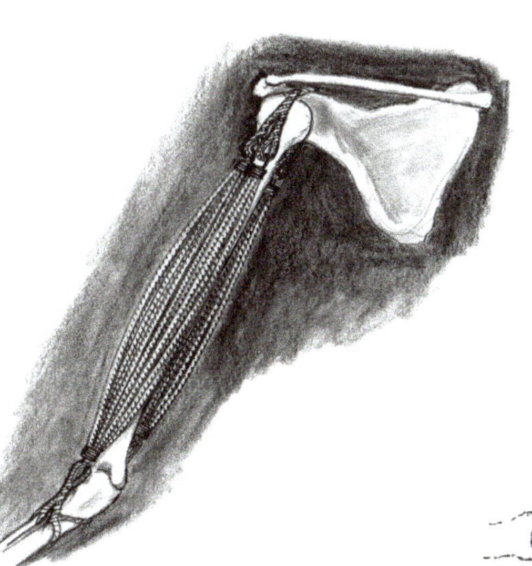

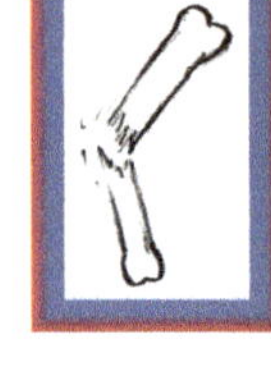

Si el Mecanismo de Lesión indica que hay una posible fractura, trate como tal.
CUANDO HAYA DUDA, INMOVILICE!

LOS PRINCIPIOS DE UNA FÉRULA:

 ¿Podemos inmovilizar en la posición en la que fue encontrada? **Mire la circulación.**

 Si no se puede, haga **tracción-en-línea** para mover lenta y suavemente la extremidad a su posición anatómica. Esto establece y mantiene la circulación distal en el lugar de la lesión.

Cree una férula rígida pero **acolchada** (bien aislada en el invierno); llene todos los vacíos.

Inmovilice **toda la extremidad**, incluyendo las articulaciones arriba y abajo de la lesión.

Monitoree todas las férulas; revise C/S/M en el miembro de la lesión cada 15 minutos.

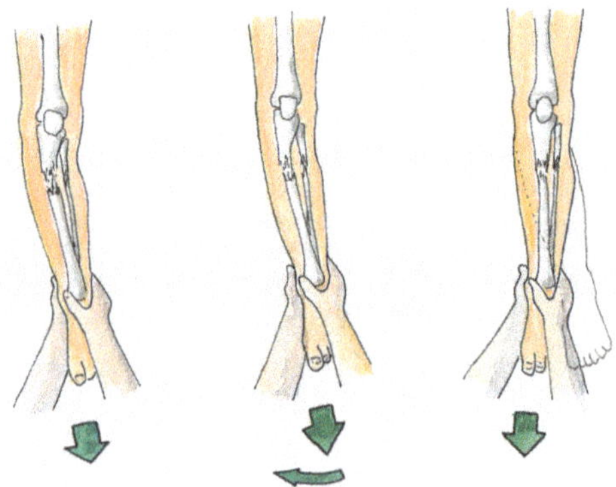

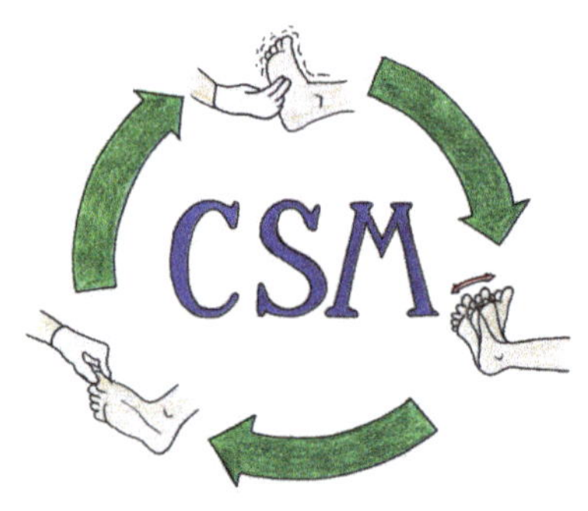

PROCEDIMIENTO PARA UNA FÉRULA:

Improvise un cuello cervical:
- Úselo para proteger el cuello.
- Suave, y que se ajuste al cuello.
- Caliente.
- Cómodo.

Usos para el cabestrillo:
- Hombro dislocado.
- Fractura de clavícula.
- Fractura de húmero.
- Fractura de antebrazo, muñeca y mano.
- Lesión de codo.
- Fractura de costillas.

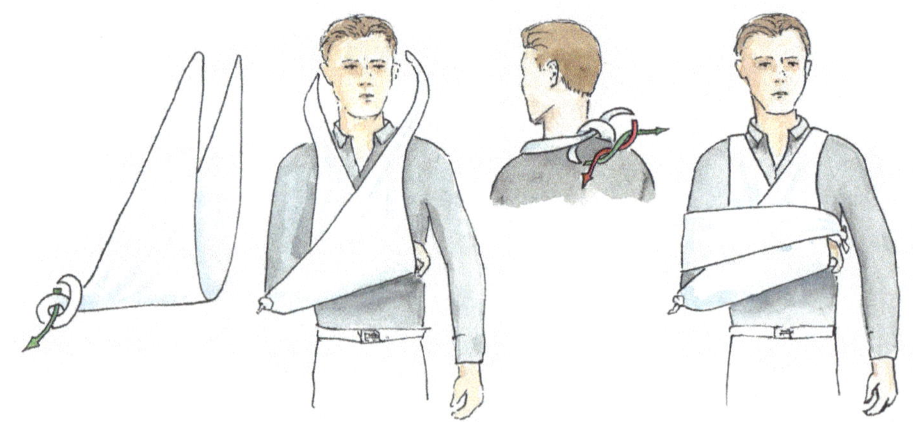

Férula para antebrazo:

- Férula rígida con palos, el espaldar de un morral, etc. con un cabestrillo.
- Una férula SAM con un cabestrillo.

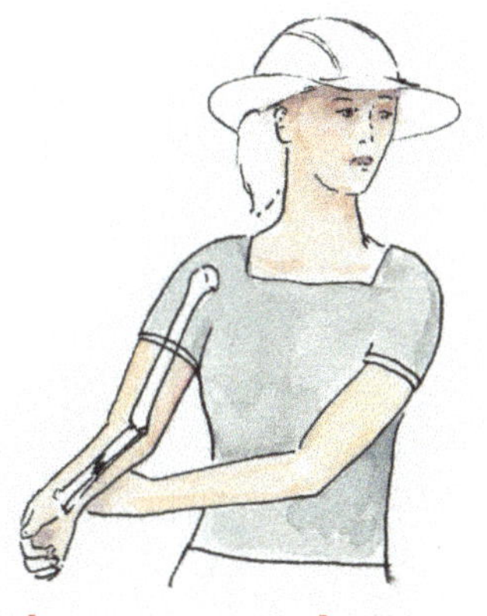
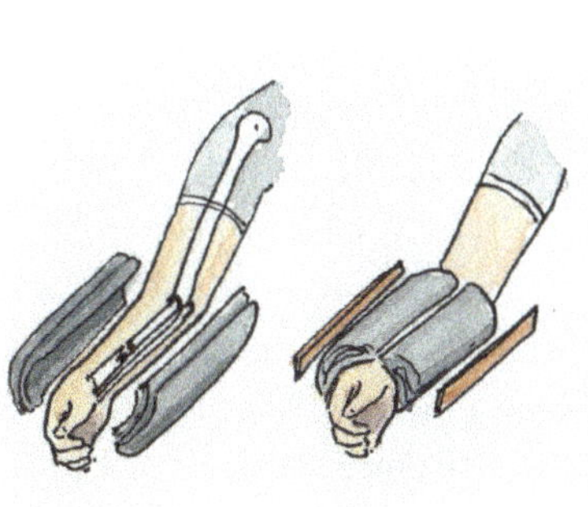
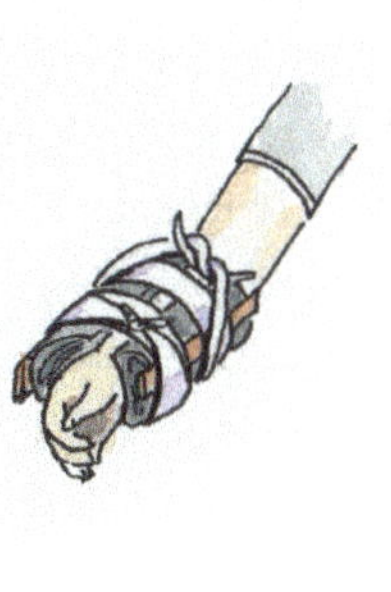
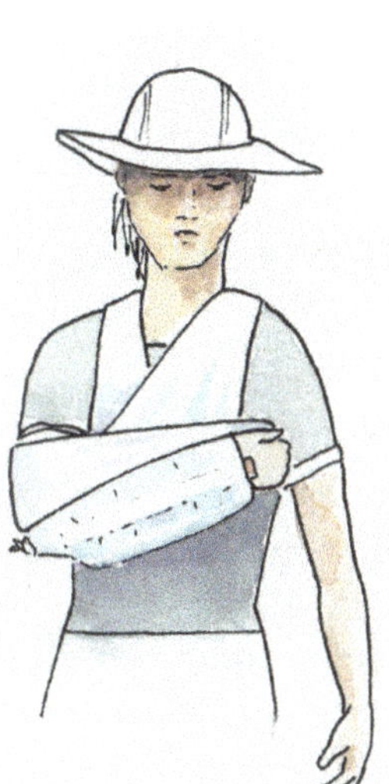
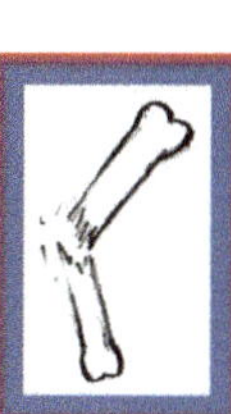

Férula improvisada para pierna y talón:

- Férula rígida con palos, bastones, remos, etc.
- Use un aislante.

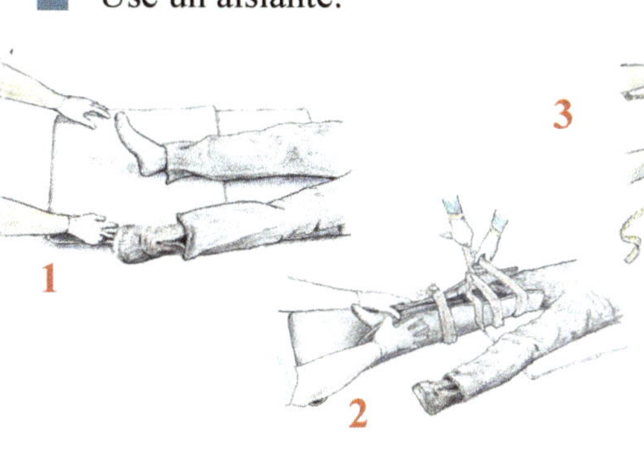
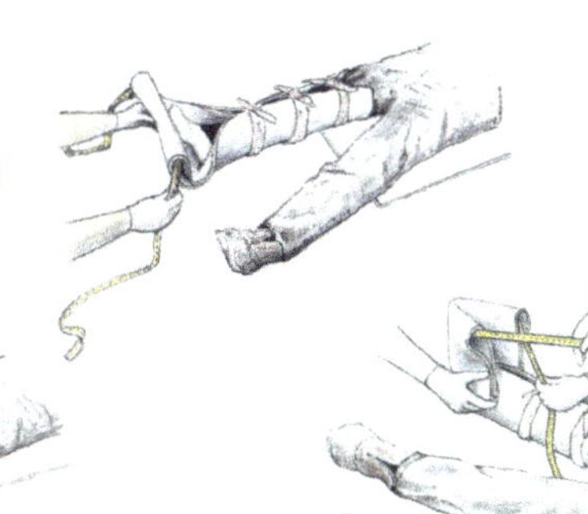
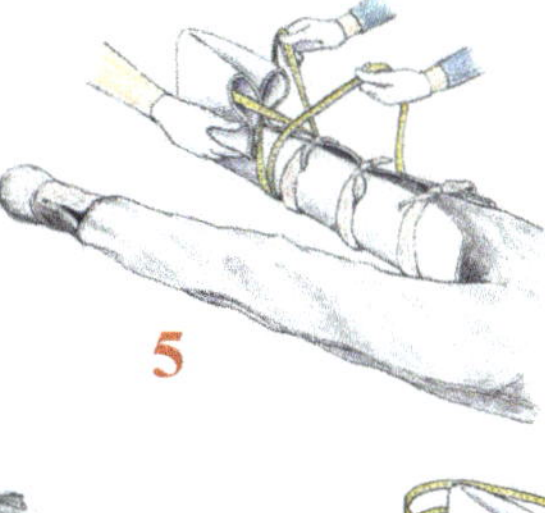
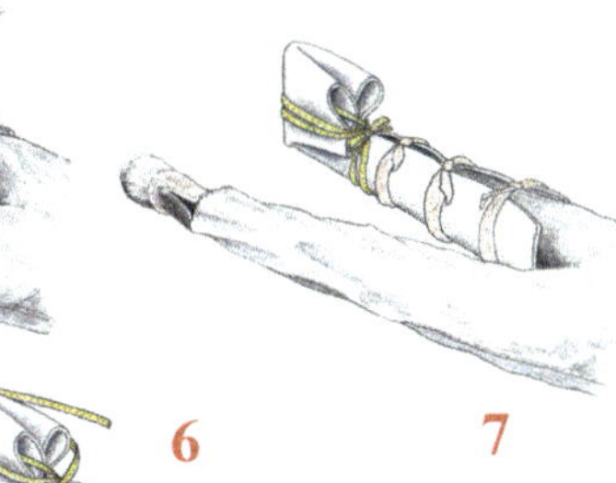

Férula improvisada para rodilla:

- Inmovilice la rodilla en la posición de confort (30°+/-).
- Ponga algo acolchado detrás de la rodilla.

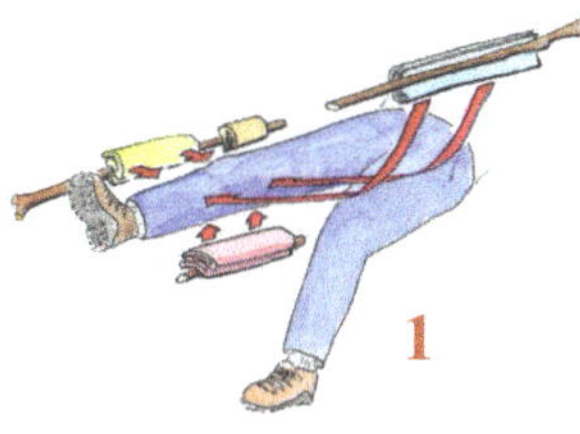
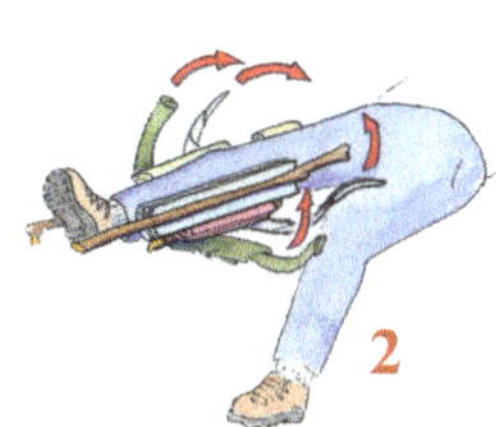
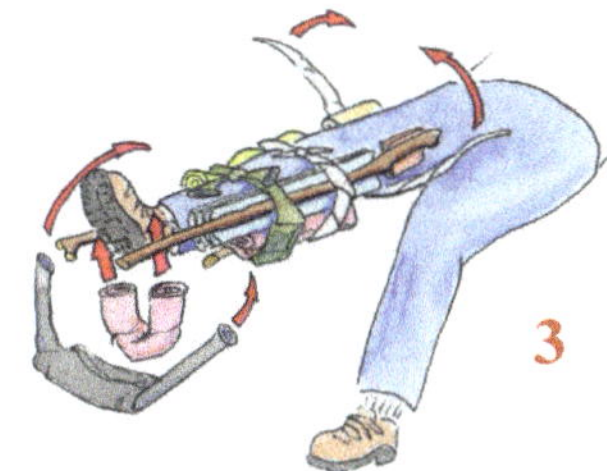
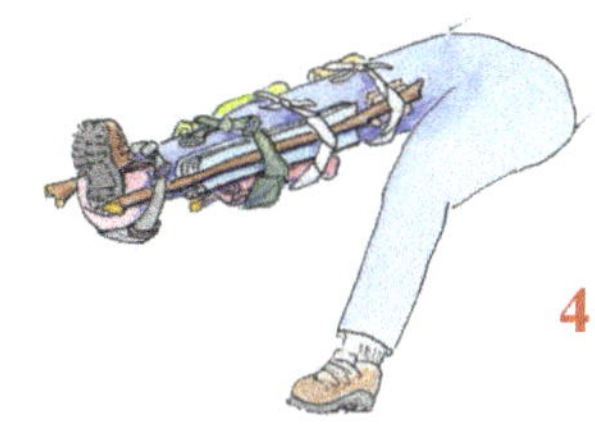

Vendaje para tronchada de tobillo:

- Para inmovilizar un tobillo roto o un tobillo tronchado.

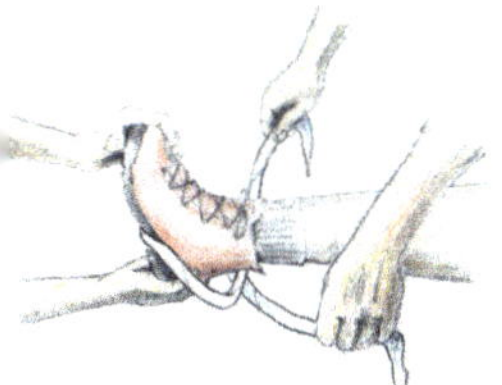
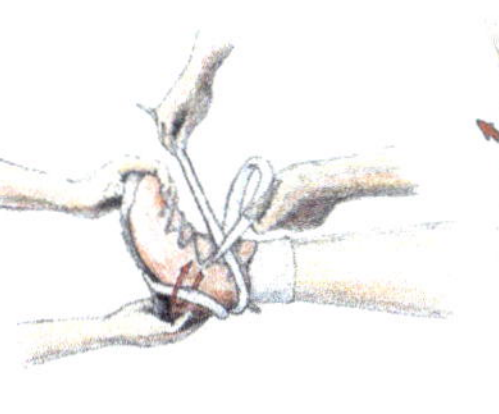
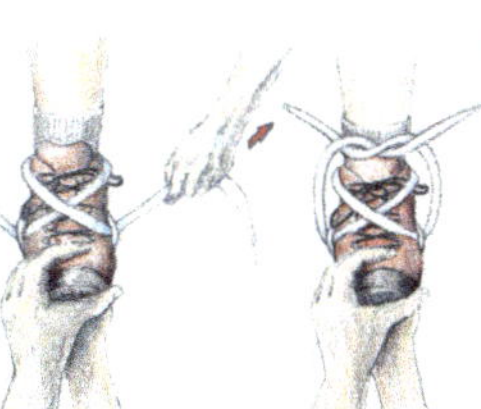
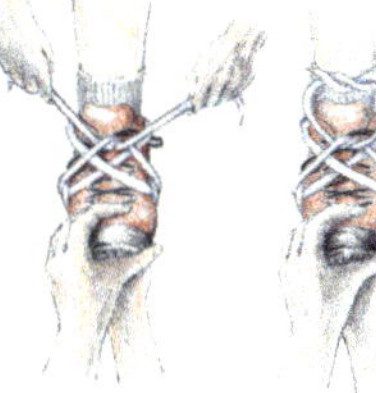
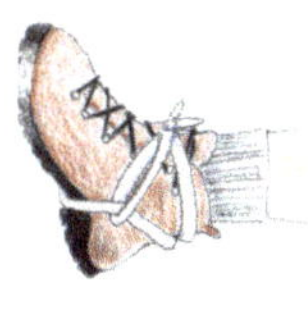
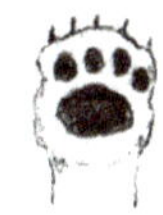

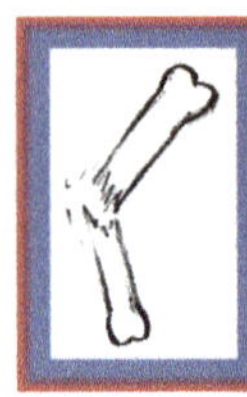

MANEJO DE LESIÓN DE COLUMNA:

- El personal pre-hospitalario está entrenado para tratar toda posible lesión de columna basado en el Mecanismo De Lesión (MDL) al igual que síntomas y quejas.

- Es importante que los rescatistas sean capaces de reconocer una posible lesión de columna en áreas silvestres basado en el MDL, claro está, que es igual de importante que sepan descartarla o "liberar la columna" por medio de un apropiado examen e historia del paciente, ésto para evadir una evacuación innecesaria en una litera.

- El examen de columna - para poder liberar la columna - no se hace hasta que se haya completado toda la evaluación del paciente y se han eliminado potenciales lesiones en la columna.

MÉTODO PARA LIBERAR LA COLUMNA: El paciente debe cumplir todos los criterios para poder liberar la columna.

- El paciente debe estar sobrio, consciente, coherente y orientado x 3, en persona, lugar y tiempo.

- El paciente no tiene ninguna lesión o herida distractora (ej: fractura de fémur, fractura abierta, quemadura).

- El paciente no se queja de ningún dolor en la espalda.

- El paciente no tiene ningún dolor que se irradie, hormigueo, parálisis o adormecimiento en alguna de sus extremidades.

- El paciente tiene intactos la sensación y movimiento en las 4 extremidades con excepción de una lesión localizada.

- El paciente no tiene sensibilidad o dolor al palpar toda la espalda.

- Sin asistencia, el paciente debe poder mover, flexionar, extender y rotar el cuello, rotar la parte alta y baja de la espalda, sin ningún dolor o disconformidad, y el movimiento es simétrico sin ninguna sensación de bloqueo o limitado rango de movimiento.

- Siempre se puede mover al paciente a la posición anatómica.

MANEJO DE LESIÓN DE COLUMNA:

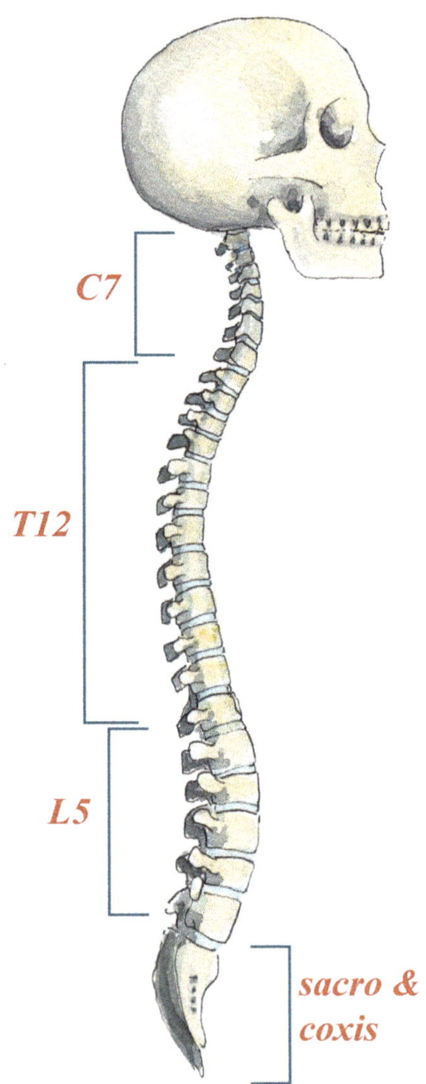

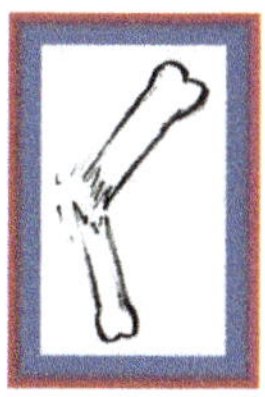

- Es mucho más importante conocer cómo mover a un paciente con una posible lesión y protegerlo de hacerse más daño que el poder ponerlos en una camilla.

- La columna cervical está en riesgo si está flexionada; no levante la cabeza.

- La columna lumbar está en riesgo cuando se realizan rotaciones; mantenga los hombros y la cadera alineados.

- Mover y levantar al paciente fue discutido durante la evaluación del paciente.

Cuellos Cervicales:

- Se pueden improvisar cuellos cervicales cómodos con materiales como chaquetas, cobijas o aislantes. Estos proporcionan soporte, confort y calor.

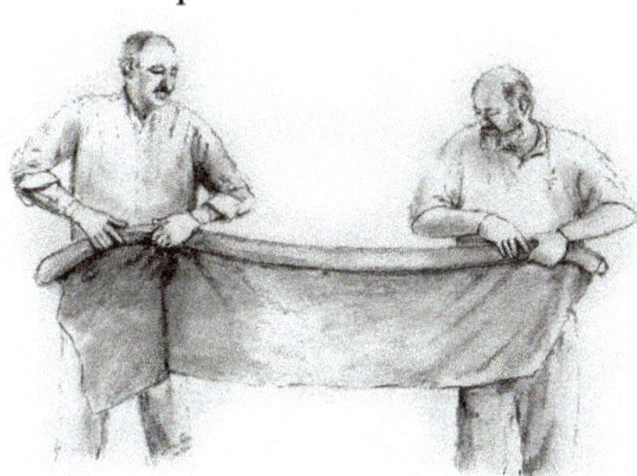
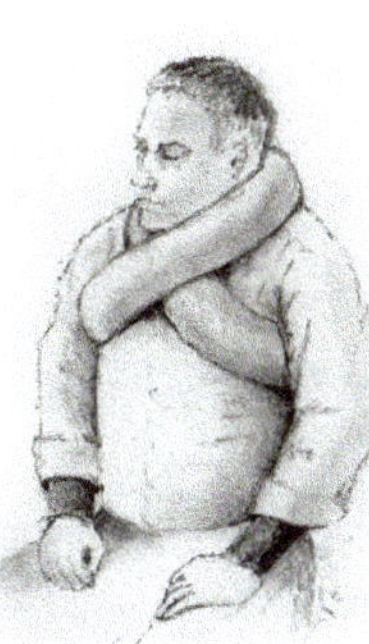

Tablas rígidas:

- Las tablas rígidas y las canastas son usadas sólo por equipos de rescate para transportar a un paciente.

- Mientras espera a que llegue la ayuda, simplemente mantenga al paciente quieto, cómodo y protegido del entorno.

- Proteja al paciente del piso frío o caliente.

- ¡Recuerde no flexionar el cuello! Mantenga la columna recta y use movimientos apropiados.

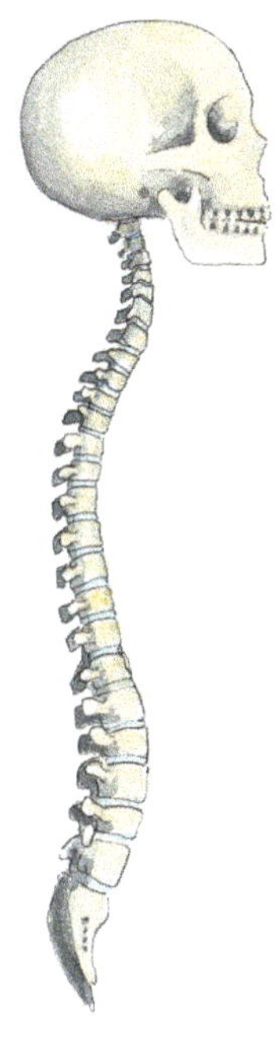
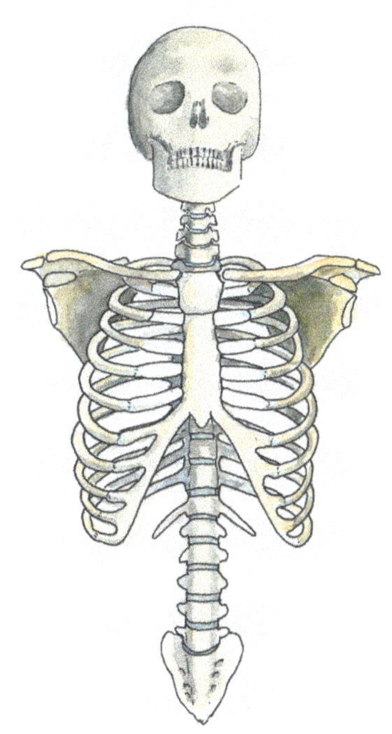

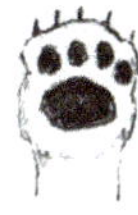

— *NOTAS*—

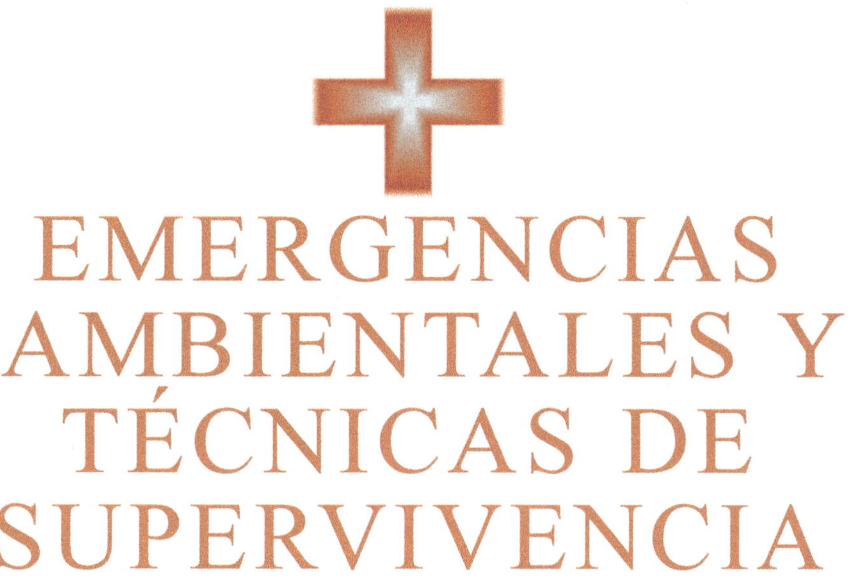

CAPÍTULO TRES

EMERGENCIAS AMBIENTALES Y TÉCNICAS DE SUPERVIVENCIA

Cómo sobrevivir y prosperar en el mundo

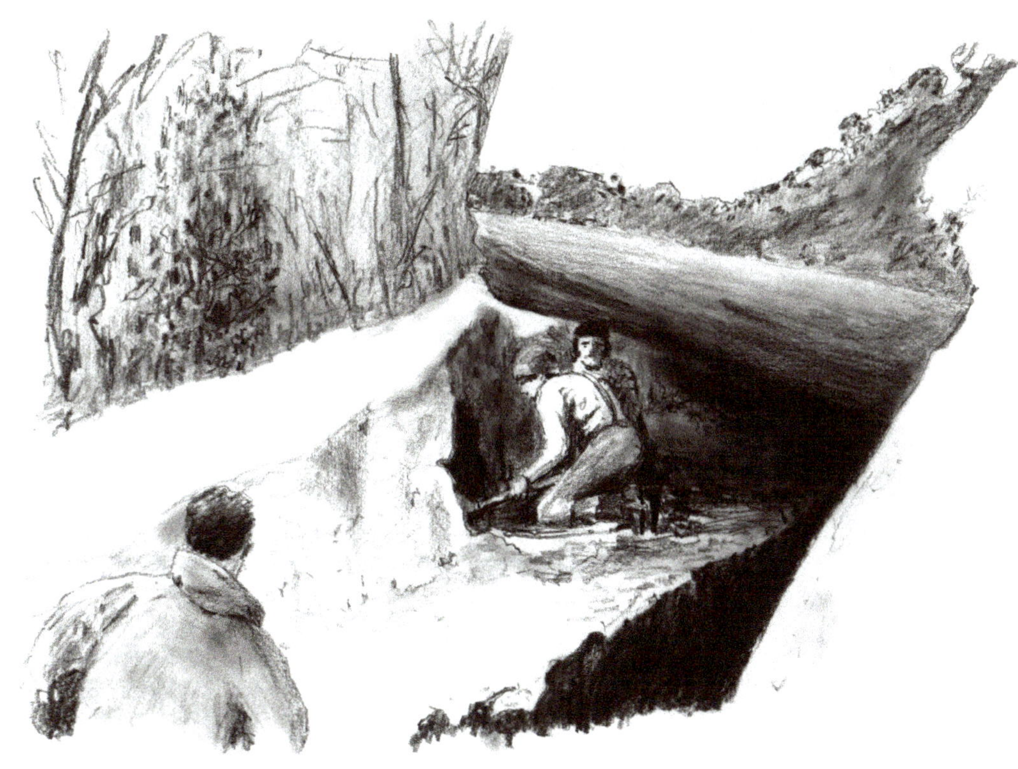

EMERGENCIAS AMBIENTALES Y TÉCNICAS DE SUPERVIVENCIA:

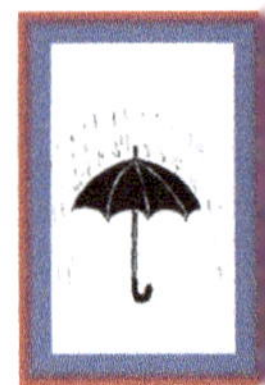

Antes de examinar las amenazas que se pueden presentar por el entorno, es crítico entender cómo el cuerpo reacciona a las condiciones que nos rodean. Pero así mismo como tenemos características que nos hacen muy buenos para el medio que nos rodea, no somos tan adaptables a sus fluctuaciones.

EL ANIMAL HUMANO

- Los humanos somos animales tropicales - un ser escaso de pelo y con glándulas sudoríparas.
- Tenemos la sangre caliente y, por medio del metabolismo, estamos perdiendo calor constantemente.
- La piel es el órgano mas grande, responsable de casi el 10% del peso corporal; es el órgano principal en la termor-regulación.
- Tenemos uno de los mecanismos más sensibles y eficientes sobre la faz de la tierra para sobrevivir y resistir el calor; está diseñado para mantener al cerebro en una temperatura constante e ideal.
- Sudamos, y este proceso de evaporación enfría la sangre en la piel y así mismo la circulación sistémica. A diferencia de los animales con piel y las aves emplumadas, los cuales hacen su proceso de enfriamiento a través de la respiración, logrando esto con la circulación pulmonar.
- No sobrevivimos gracias a nuestro poder físico sino gracias a nuestro poder mental.
- Sólo tenemos un mecanismo rudimentario al momento de protegernos del frío (ej: el congelamiento solo adormece la zona afectada, no produce ningún dolor que nos alerte).

Es por estas características que los humanos son aptos para la vida en el trópico, donde la habilidad de perder calor es mucho más importante que la habilidad de retenerlo. Pero cuando la población creció y debimos movernos al norte y al sur del hemisferio, esta habilidad se volvió un estorbo porque nos empezamos a enfriar más rápido de lo que podíamos generar o mantener el calor, resultando en hipotermia, congelamiento y bajas funciones mentales. "Un cerebro frío es un cerebro lento".

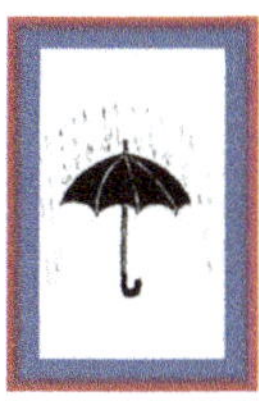

EL CEREBRO HUMANO

- Para que el cerebro funcione normalmente, necesita un suministro constante de oxígeno, glucosa y una temperatura consistente entre 36° a 40°C.

- Anatomía y función: Se puede pensar que el cerebro es como una cebolla, en donde cada capa que añadimos es una capa donde incrementamos función e inteligencia.

- El **tronco cerebral** está en la punta de la columna y en el centro del cerebro. Éste controla las funciones para mantener la vida segundo-a-segundo ("cerebro de reptil"). En esta estructura se encuentran:

    - El sistema respiratorio que controla la respiración.

    - El sistema cardiovascular que controla la frecuencia cardíaca y la presión sanguínea.

    - El sistema termorregulador que mantiene la temperatura del cuerpo.

    - El sistema de activación reticular que mantiene el nivel de respuesta.

- El **cerebro primitivo** o **cerebro límbico** rodea el tronco cerebral. Éste controla las funciones que nos permiten sobrevivir el día-a-día y como especie ("cerebro primitivo").:

    - La necesidad de procrear (deseo sexual).

    - Defenderse, reflejos agresivos primitivos.

- El **cerebro superior** o **corteza cerebral** es lo que nos hace humanos. Éste controla las funciones que nos permiten sobrevivir, luchar y prosperar:

    - La motricidad gruesa.

    - La motricidad fina.

    - El razonamiento, la solución de problemas y el juicio.

- Cuando el cerebro está en peligro, va perdiendo funciones desde la capa superior hasta llegar a las capas inferiores. Es por eso que lo primero que se pierde es la capacidad de solucionar problemas y el buen juicio y lo último que se pierde es la habilidad de respirar.

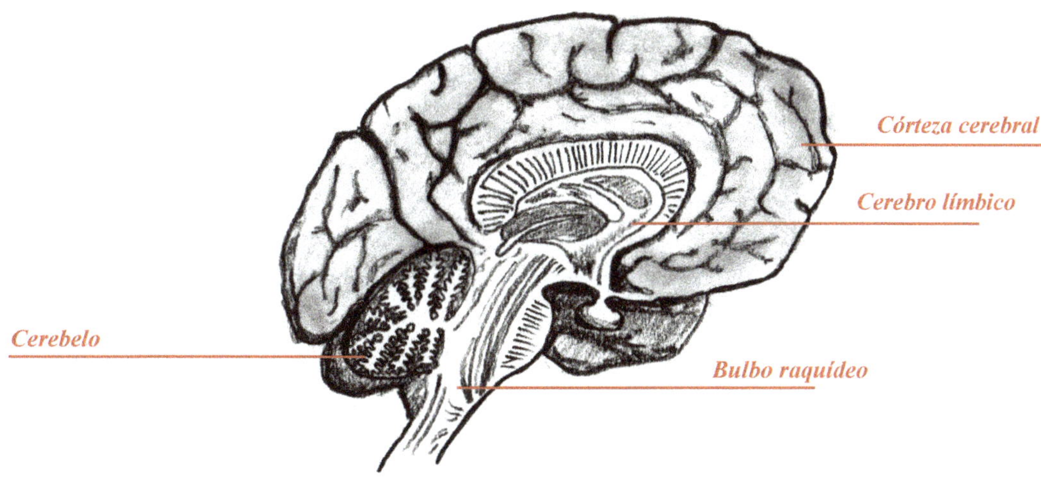

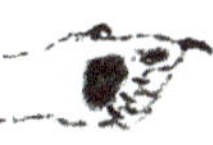

Ahogamiento

Cuando alguien comienza a ahogarse, ya se encuentra en una situación de amenaza para la vida. También representa un problema de seguridad en la escena para los socorristas. Alguien que se está ahogando está en modo frenético y puede fácilmente superar y arrastrar hacia abajo a un posible socorrista.

El mejor plan de acción es la prevención: asegúrate de que las personas a tu alrededor conozcan qué comportamientos son típicos de alguien en peligro y asegúrate de que sepan qué hacer si sienten que ellos mismos están en problemas.

LA PREVENCIÓN:

-Si vas a estar cerca del agua, enséñales a todos que si creen que se están ahogando, deben darse la vuelta boca arriba y flotar.

-Practica esto si tienes la oportunidad.

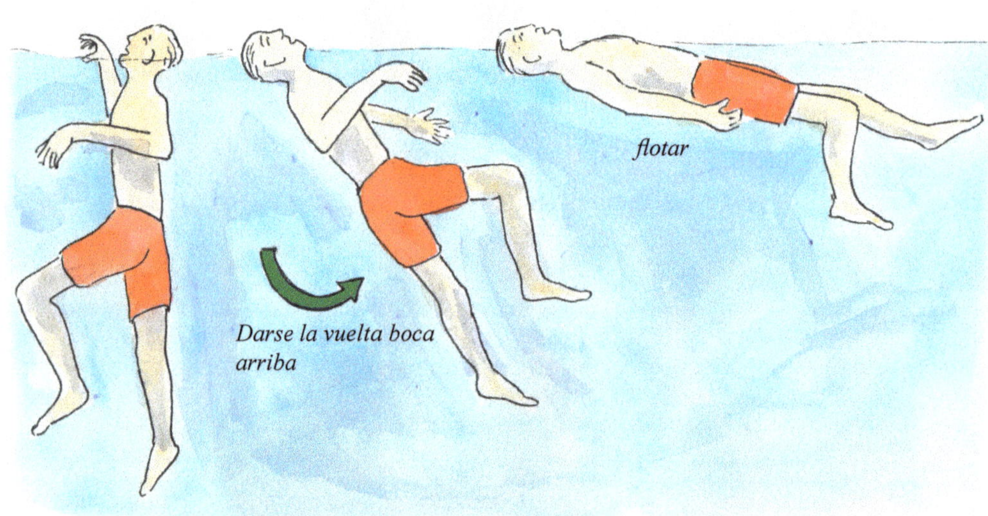

Lo que verás desde la orilla

La víctima del ahogamiento mirará la orilla y levantará una mano o manos del agua

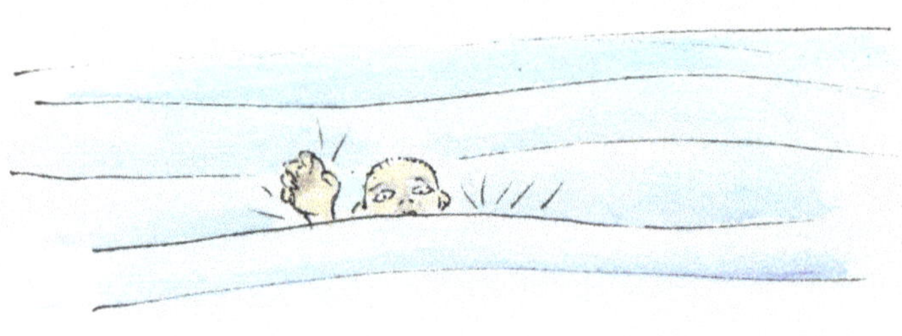

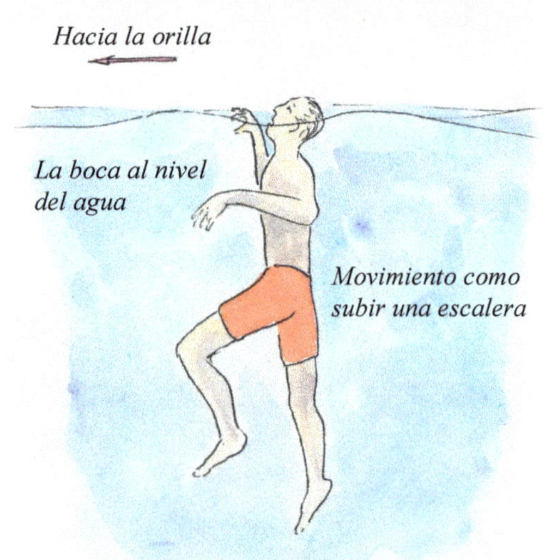

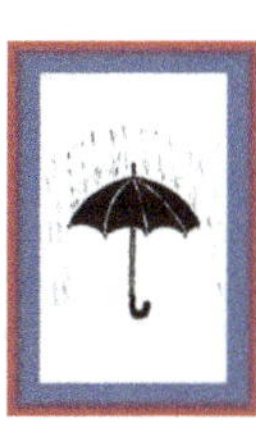

PRINCIPIOS DE RESCATES.

Alcanzar, Arrojar, Remar, e Ir

Alcanzar: Intente alcanzar a la víctima con algo largo y rígido que puede ser agarrado.

Arrojar: Intente arrojar una cuerda, o algo que flota, a la víctima.

Remar: Intente llegar a la víctima empleando un bote, y deje que él se agarre.

Ir: Si no se puede alcanzar, arrojar, o remar, se puede nadar hasta la víctima para ayudarlo. Esto es peligroso. Una persona que se ahoga está experimentando un ataque de pánico y puede ahogar al socorrista también.

TRATAMIENTO   *Son las A, B, C.....*

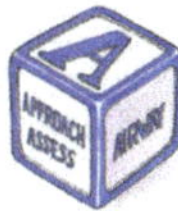

Aire: ¿Tiene la vía **aérea abierta?**, si no, ábrela.

Respiración: ¿Está **respirando?**
Si no, inicie la respiración artificial (esto se puede hacer aún estando en el agua).
Si las respiraciones no entran, masajee la garganta para relajar el laringoespasmo.
Prepárese para que el agua pueda salir de los pulmones después de las respiraciones.

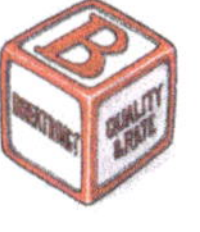

Circulación: ¿Tiene pulso?
Si no, Inicie RCP (Resucitación Cardiopulmonar).
Esto requiere una superficie firme.
Anticipe que el paciente vomite durante RCP- no deje que él aspire vómito.

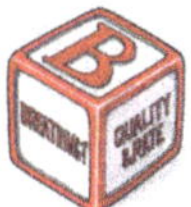

Columna cervical: (examine, protéjala si haya mecanismo de lesión (MDL) significante)

Historia (pregunte a los testigos, si estén disponibles)
¿Por cuánto tiempo estaba en el agua la víctima?
¿Cuál es la temperatura del agua?
¿Está contaminada el agua? Tome una muestra.

¿Hay una **trauma relacionada** (e.g. daño del cuello causado por zambullida)?

Tratar al paciente por **hipotermia.**

Evacuar. Transporte a todas las víctimas del ahogamiento, hasta los completamente concientes y coherentes, a la sala de urgencias más cercana para evaluación y monitoreo.

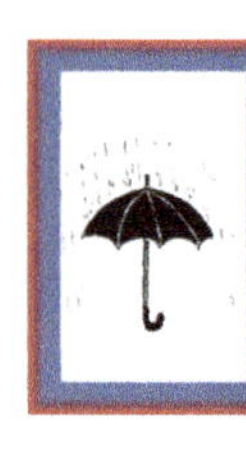

TERMORREGULACIÓN: BALANCEANDO LA TEMPERATURA

PRODUCCIÓN DE CALOR:

- El metabolismo basal es la bioquímica constante que produce calor.
- Quemamos glucosa para producir calor y conducir otras reacciones químicas.
- El ejercicio, movimiento muscular, produce calor.
- Temblar voluntaria o involuntariamente puede incrementar la producción de calor..

CONCERVACIÓN DE CALOR:

- Vasoconstricción de los vasos sanguíneos de la piel.
- Piloerección - Cuando se paran los pelos (piel de gallina).
- Dejamos de producir sudor.
- Postura - Asumimos diferentes posiciones para conservar el calor corporal.

FÍSICA DE LA PÉRDIDA DE CALOR: (LAS LEYES DE LA TERMODINÁMICA):

- Conducción   0%—40% dependiendo del material.
- Convección   0%—40% dependiendo del aire que penetre.
- Radiación   5%—80% dependiendo de la temperatura alrededor.
- Evaporación   0%—90% dependiendo de la presión del vapor y la humedad.

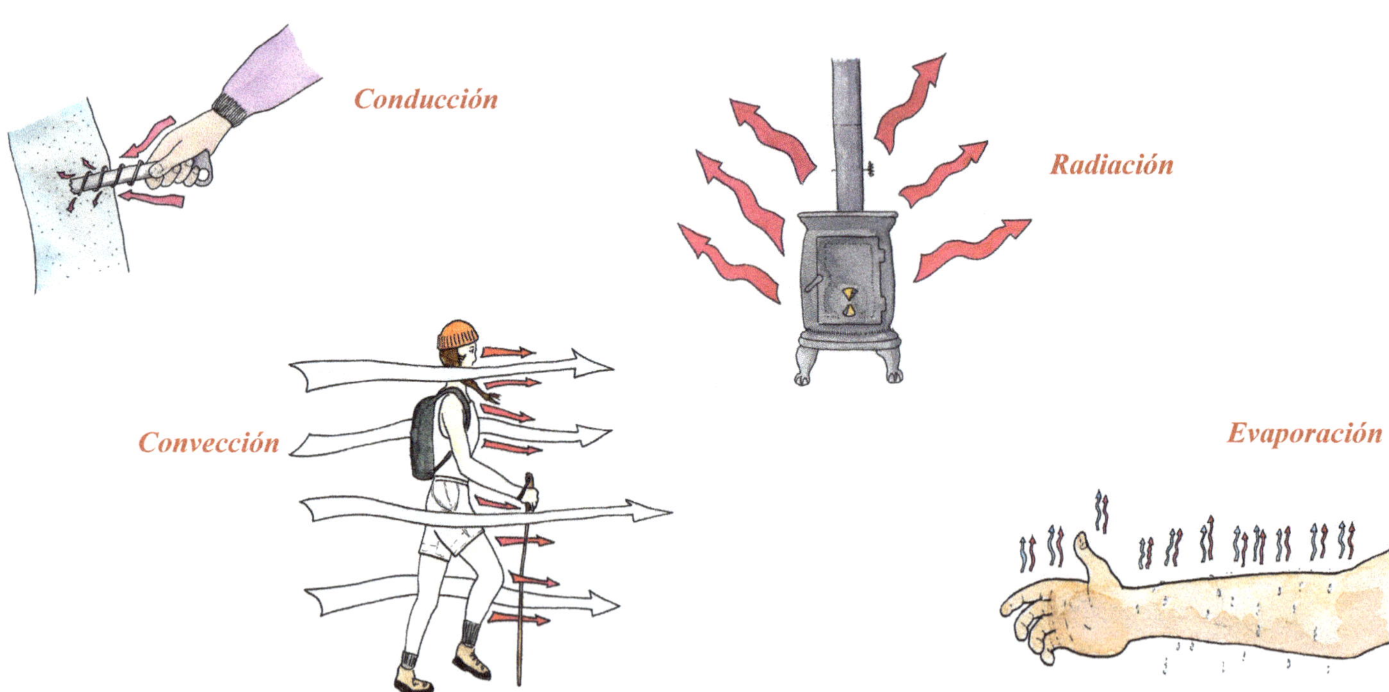

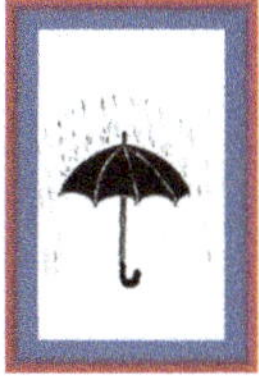

NUTRICIÓN:

Requerimientos nutricionales: la persona promedio necesita 2500 calorías/día.

- Carbohidratos: 4cal/g   60%   (200—400 g/día = 1200—1600 cal/día).
- Proteína: 4cal/g   30%   (30—55 g/día = 120—220 cal/día).
- Grasa: 9cal/g   10%   (20—60 g/día = 180—540 cal/día).

Cantidad de calorías necesarias según actividad:

- Actividad normal diaria: 2000—2500 Calorías/día..
- Deportes de invierno al aire libre: 3000—4000 Calorías/día.
- Actividades de alta montaña: 4000—6000 Calorías/día.

HIDRATACIÓN:

Requerimientos para la hidratación: La persona promedio necesita 2 litros de fluidos al día.

Pérdida de agua por día	Temperatura normal	Temperatura alta	Ejercicio duro
Piel (perdida de humedad)	350ml	350ml	350ml
Respiración	250ml	350ml	650ml
Sudar	100ml	1400ml	**5000ml**
Orinar	1400ml	1200ml	500ml
Defecar	100ml	100ml	100ml
TOTALES	**2200ml**	**3400ml**	**6600ml**

Los requerimientos de agua variarán según la actividad, cuánto sudemos y la altura.

- La sudoración por esfuerzo es de 1—3 litros/hora hasta por 4 horas sin remplazo.
- En altitud la presión del vapor es muy baja; se pierde 1 tasa/hora por medio de la respiración. (24 tasas/24 horas, 6 cuartos o litros/24 horas, 1,5 galones cada 24 horas)

Debes ser capaz de purificar agua para tomar.

- Si es necesario derretir nieve se debe saber qué tanta gasolina cargar.
- Agua potable—químicos, filtros, hervir.

Altura: estamos diseñados para vivir entre el nivel del mar y 2400 metros.

- 2400—4200 metros — los límites donde hay vida.
- 4200—5400 metros — Alta montaña.
- 5400—8500 metros — Alta montaña extrema, déficit negativo constante.
- El riesgo de enfermedades de montaña se da arriba de los 1500 metros.
- El riesgo aumenta por la cantidad de metros que se avance en el día. Un rango seguro es de 300 metros diarios.
- El riesgo aumenta si no se tiene una correcta hidratación, se está exhausto, o si se consume alcohol.

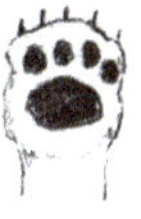

HIPOTERMIA:

La hipotermia: es cuando se baja la temperatura del cuerpo a un nivel donde los niveles normales del cerebro y las funciones musculares están en peligro. Recuerden la analogía de la cebolla. Cuando el cuerpo empieza a enfriarse, empezamos a perder de las funciones avanzadas hasta llegar a las rudimentarias.

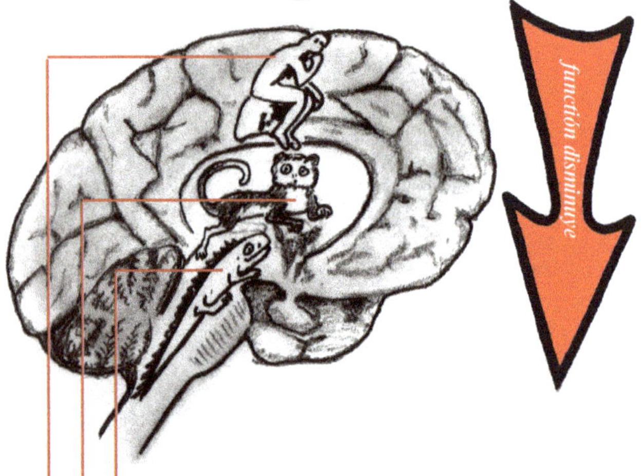

- Las personas que sufren de hipotermia hacen cosas inconscientemente como dejar atrás la comida, el agua y el refugio.
- La hipotermia es engañosa y no se podrá detectar los síntomas de peligro en uno mismo.
- Aunque los signos y síntomas de la hipotermia parezcan obvios cuando se presentan en otras personas, cuando nosotros tenemos hipotermia, pensamos que todo está bien.

La reacción de defensa del cuerpo al enfriarse: Perder más calor del que produce.

- Piel: Vasoconstricción periférica para disminuir el flujo de sangre a la piel y así disminuir la pérdida de calor.
- Temblores involuntarios: Actividad muscular descoordinada para producir calor.
- Incremento en el metabolismo basal: Quemar glucosa para producir calor — el rango puede incrementarse 5 veces.
- Comportamiento: Ponerse ropa abrigada, buscar refugio, calor, protección.

No hay ninguna advertencia de muerte inminente:

- No hay ningún mecanismo en el cerebro que nos advierta que nos estamos enfriando y entrando en hipotermia.
- nos enfriamos, nos entorpecemos, nos perdemos, nos lastimamos y causamos problemas.

Etapas de la Hipotermia:

37°C	Normal
36°C	El cerebro empieza a tambalearse, el juicio falla, los instintos de supervivencia y de protección disminuyen.En este punto estamos en problemas, si no se toman medidas para protegernos. Cuando la temperatura decrece, las habilidades mentales también decrecen.
35°C	Los temblores inician. No podemos detenerlos. Ésto interfiere con nuestra coordinación..
34°C	Los temblores son mas fuertes; la coordinación falla; comenzamos a tropezarnos y caer.
33°C	Los temblores son intensos; Ya no podemos hablar.
32°C	Los temblores son convulsivos; asumimos una posición fetal; no podemos hablar.
30°C	de este punto hacia abajo: "la nevera metabólica"; no respondemos; parecemos no tener pulso ni respirar..

Prevención: Conoce a tu enemigo y prepárate para el agua, el viento y el frío.

 Lleve impermeable: chaqueta y pantalones.

Use fibras que te mantengan caliente y seco.

Coma constantemente carbohidratos y azúcares.

Manténgase HIDRATADO.

Cargue materiales para montar un refugio.

Esté pendiente de usted mismo, sus compañeros y el ambiente.

Tratamiento: Remueva al paciente del peligro inminente y la exposición.

 Construya o busque refugio.

Séquese y manténgase seco.

Proporcione bebidas calientes que tengan azúcar si el paciente responde.

Aísle con un hipoburrito.

La mejor manera de recalentamiento en campo involucra dos principios: Ayudar al paciente a generar calor y prevenir que pierda calor por culpa del ambiente.

Una de las mejores maneras de generar calor es echarle leña al fuego. Nos referimos a alimentos para el cuerpo como bebidas ricas en azúcar disueltas en agua caliente que pueden ser fácilmente tomadas por el paciente y puede dar la suficiente energía para que empiece a generar mas calor.

.

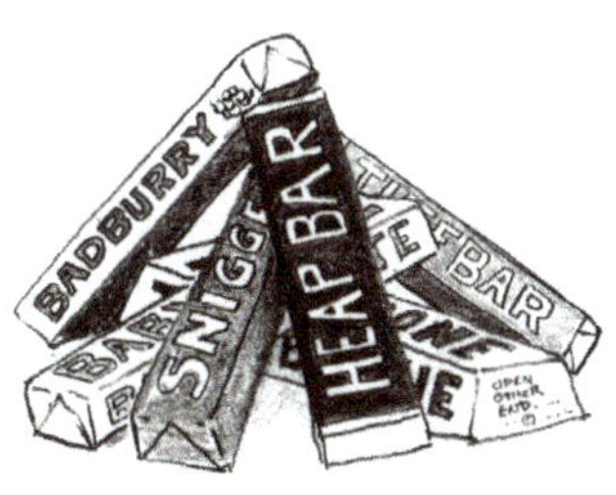

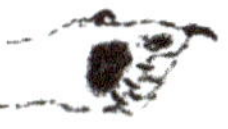

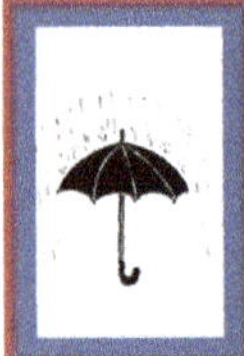

HIPOTERMIA: EL HIPOBURRITO — CONSTRUYENDO EL BURRITO HUMANO

Cuando ya hemos empezado a dar alimentos y energía, el siguiente paso es ayudar al paciente a no perder más calor y crear un ambiente para almacenar el que está generando. El hipoburrito provee un ambiente excelente para que el paciente genere calor y que a su vez lo proteja de los elementos.

- Seque al paciente y manténgalo seco.
- Remueva la ropa mojada del paciente.
- Aíslelo con **MATERIAL SECO** —ropa, bolsa de dormir.
- Póngalo sobre un aislante.
- Cubra al paciente con capas impermeables y cortavientos.
- Monitoree su condición y tome las medidas necesarias si algo cambia.

PRINCIPIOS PARA TRATAR LA HIPOTERMIA

- Protéja al paciente de los elementos.
- Detenga la pérdida de calor.
- Alimente e hidrate.
- Aíslelo para minimizar la pérdida de calor.
- Si el paciente no responde, no intente alimentarlo o darle de beber.
- Asegúrese que todos en el grupo están calientes y secos.

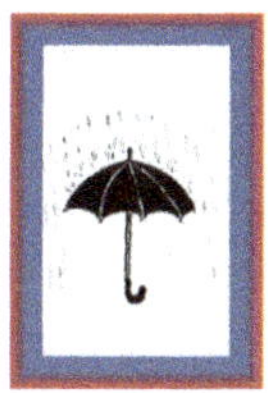

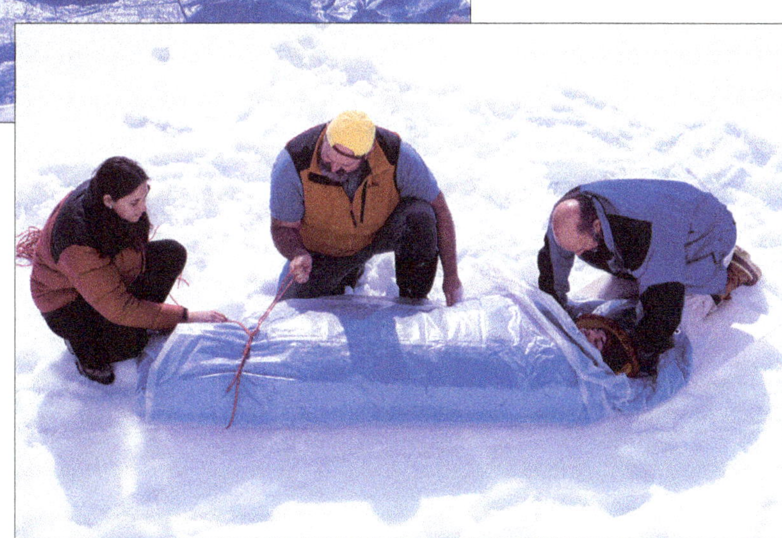

*Prepare una base de material aislante en el interior.
En el exterior una capa impermeable y cortavientos.*

Añada varias capas aislantes secas.

*Ponga al paciente adentro.
Proteja especialmente pies y manos.*

Empaque, asegure y monitoree la condición del paciente.

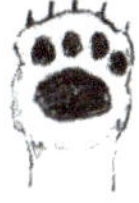

CONGELAMIENTOS:

Congelamientos: es un enfriamiento o congelamiento de un tejido específico por la falta de flujo de sangre en el área afectada.

Superficial: descripción y tratamiento:

- Primer grado: área entumecida, suave, fría, pálida.
- Segundo grado: entumecida, suave, fría, pálida, dolor al descongelarse, y ampollas llenas de líquido o llenas de sangre.
- Empiece a recalentar la zona utilizando contacto piel-a-piel.
- Nunca masajee, o frote con nieve, o use una fuente de calor externa.
- Si se forman ampollas, proteja la zona y evacúe al paciente.
- No permita que se empiece a congelar de nuevo, pues ésto puede generar aún más daño a los tejidos.

Profunda: descripción y tratamiento:

- Tercer grado: área entumecida, fría, blanca y dura como una roca; ampollas grandes y masivas al descongelarse; Mucho dolor al descongelarse.
- Proteja el área y evacúe al paciente.
- NO TRATE de recalentar en campo (Una ves descongelada la zona es inútil y extremadamente dolorosa).

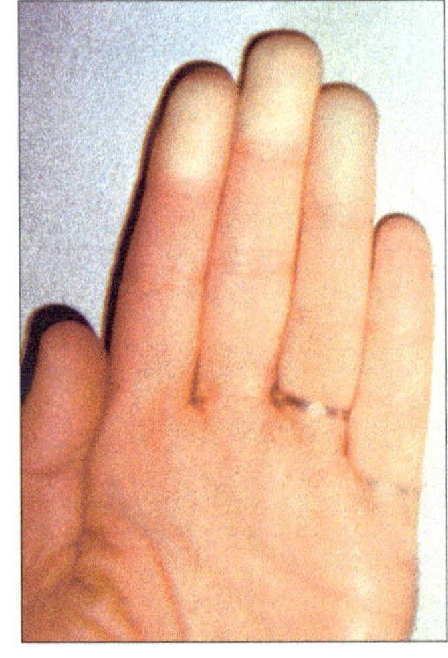

1er grado

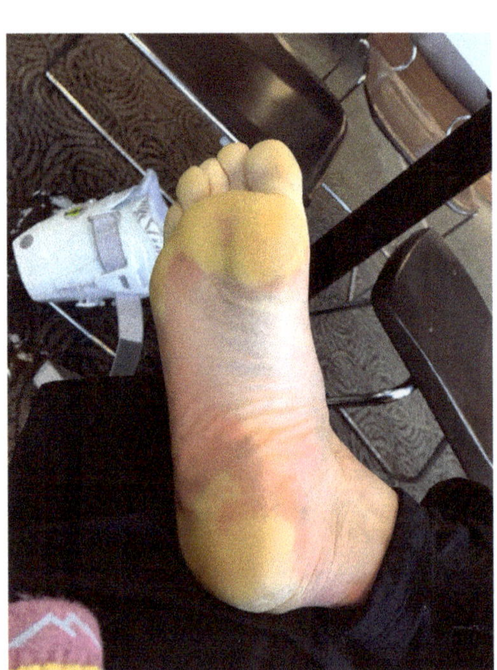

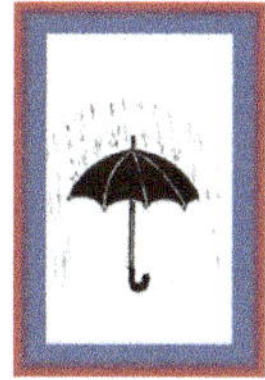

Prevención: Mantenga a todo el cuerpo caliente.

 Si sus pies están fríos, ponga un gorro.

 Coma y hidrátese para mantener una producción constante de energía y calor—mantenga el azúcar en la sangre.

 MANTÉNGASE SECO! CARGUE Y USE IMPERMEABLE—PARA EL TORSO Y LAS PIERNAS.

 Empaque calcetines extras, gorro, guantes, o cualquier prenda de vestir que tiende a mojarse.

 Use lana o nailon. (el algodón sólo está caliente siempre y cuando esté seco).

 No consuma alcohol o fume tabaco.

Evite ropa ajustada, botas y crampones.

Cuídense los unos a los otros.

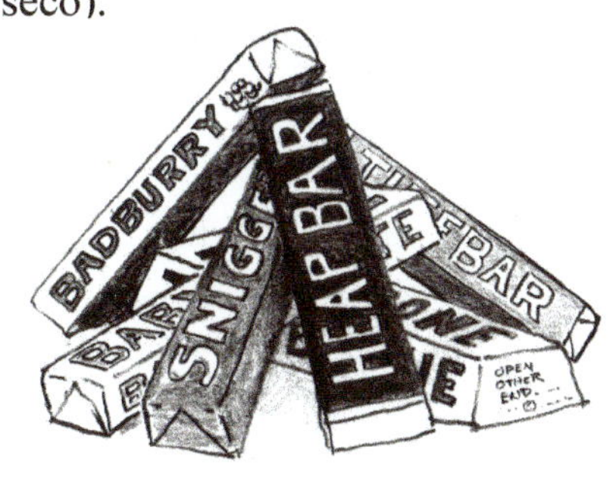

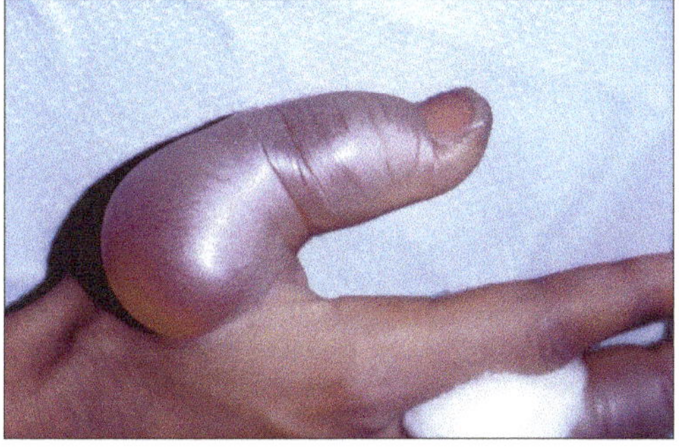

2do grado con ampollas

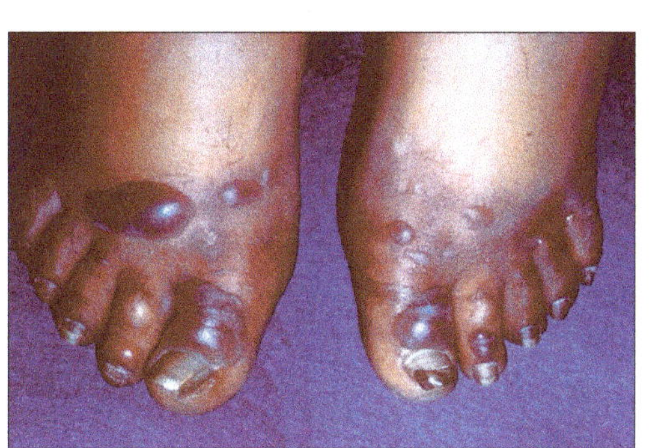

3er grado

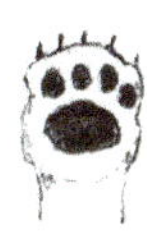

LESIONES POR CALOR:

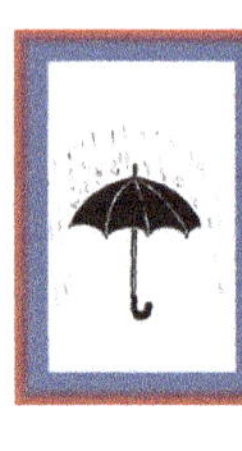

Agotamiento por calor:

- No es una Emergencia que amenace la vida. Los pacientes que presentan esta condición por lo general se curan sin tratamiento.
- Le pasa usualmente a las personas que no están aclimatadas al calor.
- Causa: La pérdida de una combinación de sales y agua por la sudoración.
- Puede estar asociada a calambres por calor.
- El agotamiento por calor puede progresar a un golpe de calor.

Signos y síntomas: Por lo general se quejan de dolor de cabeza, mareo y náuseas.

- Piel: Pálida, fría y húmeda.
- NDR: Puede estar normal o ansioso.
- Pulso: Se incrementa un poco, pero la presión sanguínea está normal.
- Respiración: Puede estar normal o un poco alta sin esfuerzo.

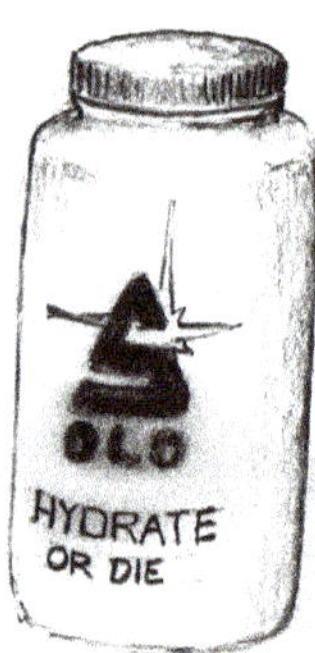

Tratamiento:

- Descanse en lugares frescos y en la sombra.
- Remplace la pérdida de fluidos y de sal—1 cucharadita de sal + 8 cucharaditas de azúcar en 1 litro de agua. Ésta es una solución de rehidratación oral. Ésta también puede ser usada para remplazar los fluidos perdidos por diarrea, vómito, fiebre (sudor), o quemaduras. Otras Soluciones de rehidratación oral son:
    - Comercial: Gatorade, Powerade, etc.
    - Frutas: Naranjas, melones, limones, y limas, pueden ser comidas o en jugo.

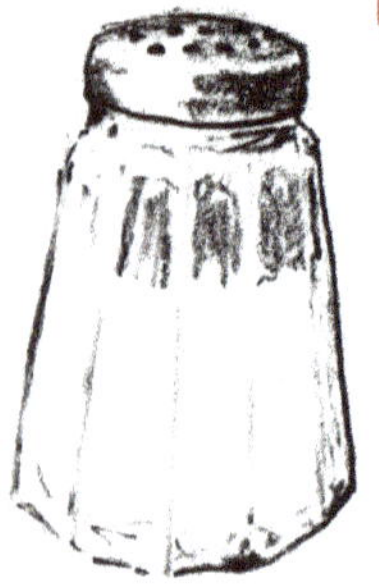

Una cucharadita de sal

**Más ocho cucha-
raditas de azúcar**

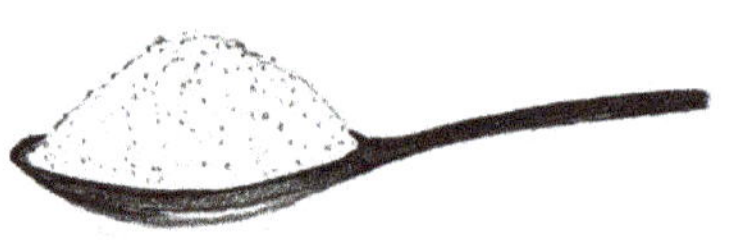

**Más un litro de
agua**

**IGUAL A
TRATAMEINT**

Golpe de Calor:

¡Una verdadera EMERGENCIA QUE AMENAZA LA VIDA! ¡El paciente puede morir si no recibe tratamiento inmediato!

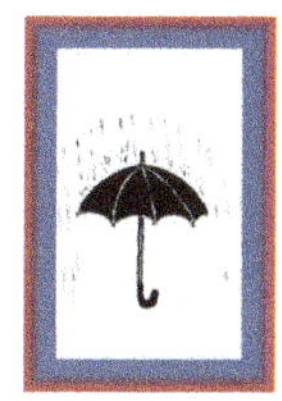

Dos causas:

- Una: la persona se ha deshidratado por sacar los líquidos de su cuerpo mas rápido de lo que puede remplazarlos. El mecanismo que produce sudor falla y éste cesa, la temperatura de su cuerpo empieza a subir rápidamente.

- Dos: En un día de altas temperaturas y alta humedad, el sudor no se puede evaporar lo suficientemente rápido de la piel para que logre enfriar el cuerpo.

Signos y síntomas:

- Piel: ROJA, CALIENTE, SECA (50%); EL OTRO (50%) ESTA MOJADO.
- Temperatura: 40°C+, la temperatura máxima a la que podemos sobrevivir es 41°C.
- NDR: Desorientado, confundido, combativo, alucinando, eventualmente entrará en coma y/o la muerte.
- Pulso: Elevado; la presión sanguínea puede estar elevada.
- Respiración: Elevada y profunda.

Tratamiento: Esta es una de las condiciones donde el tratamiento inmediato es esencial.

- REMUEVA DEL SOL Y EL CALOR.
- ENFRÍE DE INMEDIATO, moje al paciente y abaníquelo para acelerar la evaporación.
- Hidrate si sea posible.
- Masajee fuertemente las extremidades.
- Tenga cuidado si el paciente tiembla pues eso genera calor.
- Evacúe lo más pronto posible.

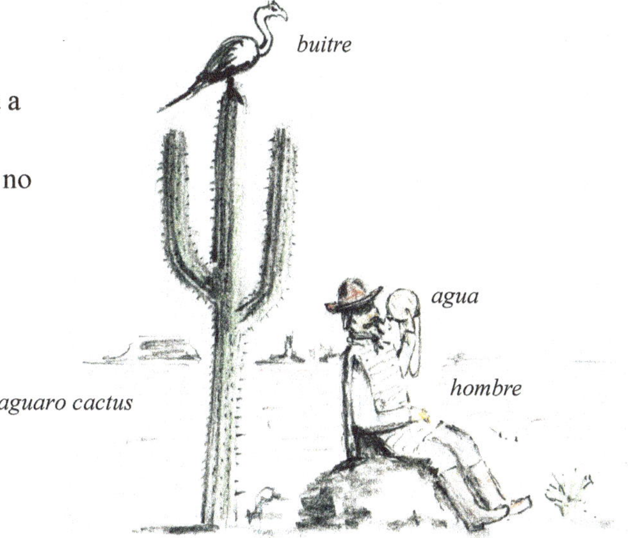

Prevención: Manténgase alejado del caliente sol de medio día.

- Hidrátese o muera.
- Manténgase hidratado y coma alimentos salados.
- Mantenga su cabeza cubierta; use algodón que lo ayudara a mantener la humedad y esto enfriará la piel.
- Esté atento de las señales: sentirse caliente, sentirse seco, no poder orinar.

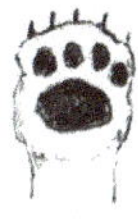

MORDEDURAS Y PICADURAS

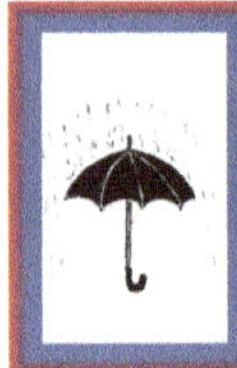

Tres Preocupaciones Principales:
- Daño de tejido
- Envenenamiento
- Infección por microorganismos (virus, bacteria, malaria, lyme)

MAMÍFEROS

A pesar que es difícil ser mordido por un animal salvaje cuando estamos acampando, hay algunas reglas básicas a seguir que pueden ayudar a prevenir que esto pase:

- Nunca intente aproximarse o alimentar a un animal salvaje; por algo les llaman "salvajes".
- Mantenga su área de cocina limpia; mantenga su comida guardada; disponga de los residuos de una manera apropiada
- Nunca moleste o haga movimientos agresivos hacia un animal salvaje.
- Las mordeduras pueden causar heridas: punzones, laceraciones, avulsiones.

Tratamiento:
- Detenga el sangrado.
- Restriegue la herida agresivamente; trate de remover la saliva fuera de la herida.
- Diluya un 1% de yodo en agua e irrigue generosamente la herida.
- Nunca cierre ninguna mordedura en campo; el riesgo de infección es alto.
- ¿Hay posibilidad de haber estado expuesto al virus de la rabia? Si la respuesta es sí, considere la vacunación.

SERPIENTES

- La razón principal por la cual las personas son mordidas por serpientes es porque las intentan levantar.
- Las mordidas por lo general están en las manos.

Serpientes venenosas:
- Víboras (Viperidae): Éstas inyectan hemotoxinas que están hechas para envenenar y digerir a su presa.

Víbora de pestaña	- Jergón	- Yarará	- Verrugoso
Lora	- Boca de sapo	- Talla equis	- Patoco
Cuatro narices	- Equis	- Cascavel	

- Corales (Elapidae): Pequeñas y tímidas, esta serpiente tiene una poderosa neurotoxina; pero que muerdan a alguien es muy raro y que alguien muera aún más raro.

Tratamiento para mordeduras de serpiente:

Si
- ☑ BUSQUE AYUDA DE INMEDIATO.
- ☑ MANTENGA LA CALMA, acueste al paciente en el piso y manténgalo cómodo.
- ☑ TRATE DE IDENTIFICAR A LA SERPIENTE, no se arriesgue a ser mordido, un paciente es suficiente.
- ☑ REMUEVA CUALQUIER OBJETO QUE PUEDA APRETAR. El lugar de la mordedura se puede hinchar.
- ☑ PONGA EL LUGAR DE LA MORDEDURA DEBAJO DE LA LINEA DEL CORAZÓN.
- ☑ CONSIDERE UN VENDAJE DE PRESIÓN, pero nunca con la mordedura de una víbora.
- ☑ MONITOREE A SU PACIENTE, PUEDE GENERAR ANAFILAXIA.

O

- NO USE TORNIQUETES.
- NO CORTE NI SUCCIONE, no haga una x sobre la marca de los colmillos para succionar el veneno.
- NO APLIQUE HIELO.
- NO USE CORRIENTE, no utilice pistolas aturdidoras para destruir el veneno con electricidad.
- NO PROPORCIONE ASPIRINA O NINGUN OTRO AINE.
- NO LO HAGA MOVERSE, en otras palabras, no lo deje hacer ejercicio.
- NO LE DÉ CAFEINA O CUALQUIER OTRO ESTIMULANTE.
- NO USE UN EXTRACTOR, para tratar de succionar el veneno.
- NO TRATE DE ATRAPAR A LA SERPIENTE, incluso cundo están muertas pueden morder.
- NO LIMPIE LA HERIDA, es posible identificar a la serpiente si hay muestras del veneno.

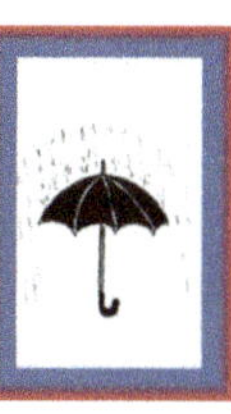

VENDAJE DE PRESIÓN:

Cuidadosamente vende la extremidad que fue mordida con una venda elástica de 4 a 6 pulgadas.

Envuelva de distal a proximal sin apretarla mucho, lo suficiente para detener el drenaje linfático, pero no lo suficiente para detener la circulación.

Esta técnica es controversial, algunos dicen que si se usa con víboras, que usan una hemotoxina la cual digiere tejido, se aislaría el veneno a solo el area afectada y podría generar mas daño en los tejidos.

.

INSECTOS

- Himenópteros: Abejas, Avispas, hormigas.

Signos y síntomas:

- Es común tener dolor, hinchazón local, color rojizo en la zona, y picazón.

Tratamiento:

- Remueva el aguijón, no lo jale con pinzas pues puede espichar el saco del veneno, trate de rasparlo para removerlo.
- Evalúe y monitoree por signos y síntomas de anafilaxia.
- Puede usar diferentes tópicos diseñados para tratar estos casos.
- Puede dar antihistamínicos para prevenir reacciones alérgicas: Loratadina, Benadryl (diphenhydramine) 25mg, 2 cada 4 horas x 24 horas.

Garrapatas:

Estos son pequeños tanques sépticos que cargan varias enfermedades infecciosas.

- Pueden propagar la enfermedad del Lyme (es la mas común, pero las garrapatas pueden cargar 8 enfermedades diferentes).
- De pequeñas a diminutas con abdómenes grandes y patas cortas.
- Sus colores varían de café hasta casi negro.
- Se adhieren al sujeto, entierran su cabeza en la piel y chupan sangre durante un día o más.
- Propagan las enfermedades por medio de su saliva, que es un anticoagulante.

Tratamiento:

- Jale a la garrapata, levantando el abdomen con unas pinzas hasta que esté perpendicular al sujeto y luego jale rápidamente (tómela lo mas cerca a la piel posible); limpie el área bien.

Mosquitos y otros insectos chupa-sangre:

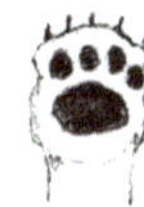

- Pueden ser vectores para enfermedades infecciosas:
- Protéjase usando repelentes, ropa que cubra las extremidades y durmiendo con mosquitero.

Rayos

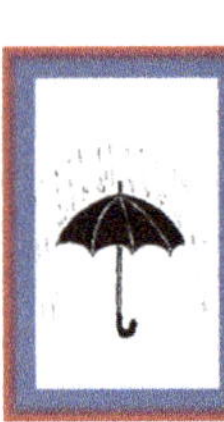

Leyes de la naturaleza:

- Los rayos pueden y harán cualquier cosa. Son impredecibles e incontrolables.
- Los rayos por lo general golpean al objeto más alto y siguen el camino de menor resistencia.

Reglas de vida:

- Las tormentas eléctricas son mas peligrosas cuando se están acercando, especialmente si están a 2 kilómetros de distancia.
- No seas el objeto más alto al rededor para evitar un GOLPE DIRECTO.
- Aléjese del objeto más alto para evitar EL SALPICADO o la CORRIENTE DE TIERRA.
- Si está en el agua o cerca, sálgase y manténgase alejado de la orilla.
- No se siente debajo de pequeños techos o cuevas poco profundas.
- Los rayos fluyen como el agua, así que manténgase alejado de quebradas y riachuelos.
- Calcule la distancia con una sencilla ecuación—Luz 460,000 Kilómetros/segundo vs. Sonido 1120 Kph. Cuente los segundos que hay entre la luz y el sonido: 3 segundos = 1 kilómetro.
- Las tormentas eléctricas viajan a 32-40 Kph aproximadamente, ej: Una tormenta que está a 5 kilómetros (15 segundos) llegará a nuestra posición en aproximadamente 6 minutos.

Lugares que debe evitar o salirse:

- La punta de una montaña.
- El filo de un precipicio.
- Cuevas poco profundas.
- Zanjas, ríos y cañones.
- Árboles altos, postes, grandes rocas y objetos muy altos.
- Áreas abiertas, terrenos llanos, cualquier lugar donde usted sea lo más alto.

Qué hacer si la tormenta llega:

- Baje de la cima y baje hasta pasar la línea de los árboles más cercanos.
- Una vez abajo de la línea de árboles, busque un buen lugar cerca de muchos árboles pequeños.
- Manténgase alejado de árboles muy altos, la cara de un acantilado, y riachuelos.
- Siéntese en su morral, aislante o otro objeto que lo aisle del piso con sus piernas flexionadas y abrace sus rodillas.
- Mantenga sus pies juntos para minimizar el efecto de la corriente de tierra de un rayo que haya caído muy cerca.

Lesiones: Pueden ser:

- Un paro respiratorio que llevará a un paro cardiaco.
- Quemaduras.
- Lesiones de tejidos blandos.
- Lesiones músculo esqueléticas.

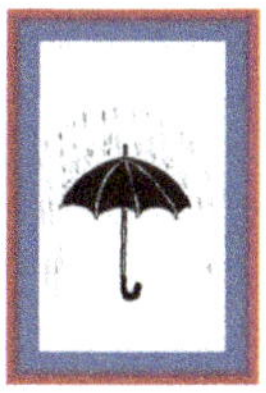

Tratamiento:

- ✅ Mantenga los ABC's; Monitoree de cerca la respiración en caso que pueda presentarse un paro.
- ✅ Haga un examen físico completo.
- ✅ Trate todas las heridas.
- ✅ Si el paciente responde, Oblíguelo a tomar líquidos para evitar futuras complicaciones.
- ✅ Evacúe.

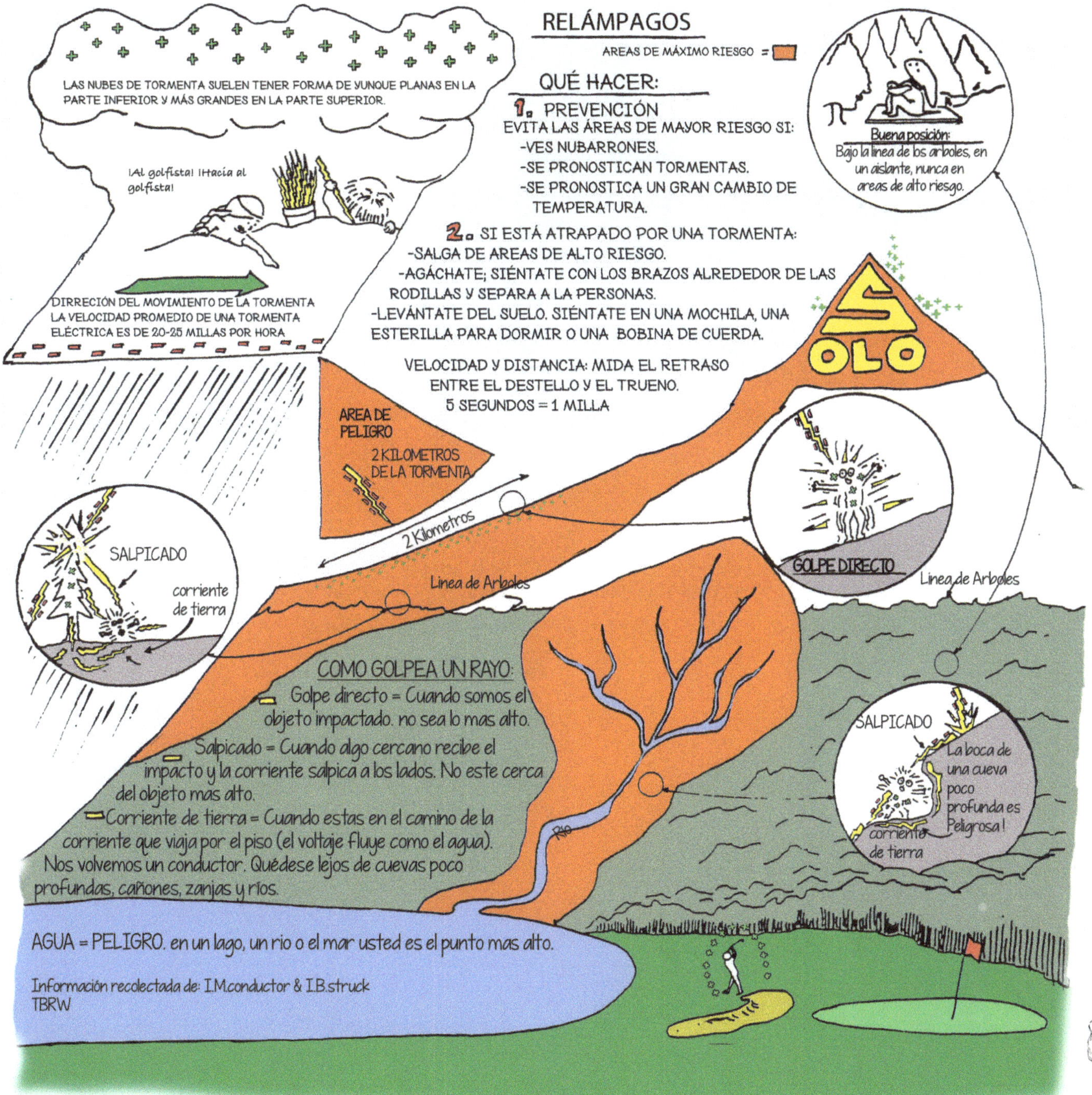

LOS ESENCIALES DEL ÁREA SILVESTRE: 

ACTITUD: PIENSE POSITIVO.

- Actitud positiva: Crea en que usted puede mejorar cualquier situación.
- La voluntad para sobrevivir.

COMIDA: CONSIGA LEÑA PARA EL FUEGO.

- Comida alta en carbohidratos que no necesite ser preparada y proporcione energía rápidamente.
- Comida alta en carbohidratos que se pueda utilizar para hacer bebidas calientes.

AGUA: SACIE SU SED.

- Mínimo de dos litros por día si no está activo (si está activo, de 1 a 3 litros/hora).
- Tenga la habilidad de desinfectar agua (hervir, fíltrar, tratamientos químicos).

ROPA: MANTÉNGASE SECO Y ABRIGADO

- Use ropa que retenga el calor incluso cuando está mojada (tenga mudas de repuesto).
- Use chaqueta y pantalones impermeables.

REFUGIO: MANTÉNGASE SECO.

- Sepa cómo improvisar un refugio (cargue con usted un plástico, cuerda y manta de emergencia).
- Busque confort y luz.

FUEGO: MANTÉNGASE CALIENTE

- Sepa cómo hacer fuego (fósforos, velas, chamizo).
- Tenga herramientas para hacer pastillas de madera para empezar fogatas (navaja o cuchillo).
- Tenga en su equipo algo donde pueda calentar agua (envase metálico).

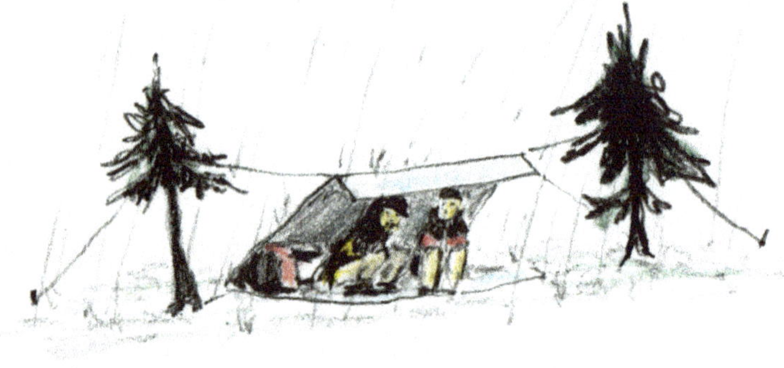

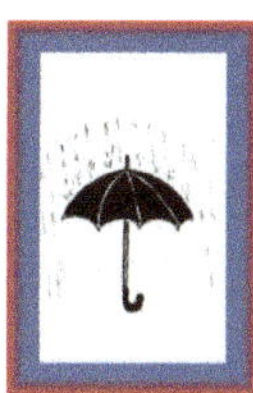

NAVEGACIÓN: CONOZCA ADONDE VA.

- Sepa cómo usar una brújula y el mapa.
- Entrénese en cómo encontrar el camino en la noche.

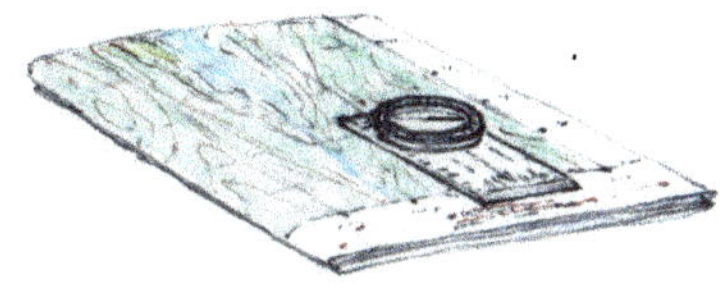

CLIMA: CONOZCA EL AMBIENTE.

- Conocimiento básico de los patrones climáticos del área en la que se encuentra.
- Conocimiento de cómo reaccionar a fuertes lluvias, tormentas eléctricas, etc.

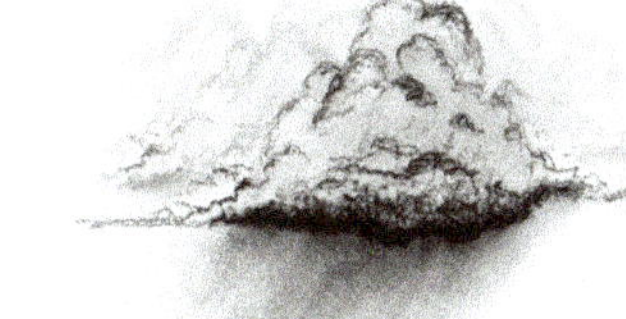

SEÑALIZACIÓN: CONSEGUIR AYUDA.

- Silbatos (preferiblemente plástico) y un espejo de señales.

EXPERIENCIA: PRACTIQUE LAS HABILIDADES PARA LA SUPERVIVENCIA ANTES DE NECESITARLAS.

- La herramienta más valiosa y versátil para la supervivencia es su cerebro.

EVITE UNA SITUACION DE SUPERVIVENCIA:

 Haga un plan y manténgase en el plan.

 Conozca sus limitaciones y las limitaciones del grupo.

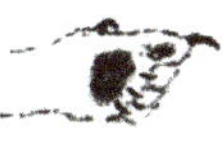

REFUGIOS Y HABILIDADES DE SUPERVIVENCIA:

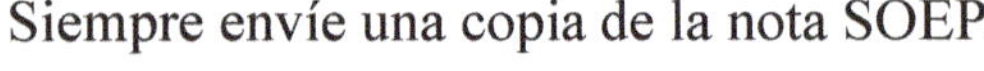

INTERVENCIÓN EN UNA CRISIS:

 Esté preparado para construir un refugio.

 Manténgalos a todos calientes y secos.

 Sepa cómo pedir ayuda.

 Siempre envíe a dos personas a pedir ayuda.

Siempre envíe una copia de la nota SOEP.
- Considere si el grupo puede quedarse en el mismo sitio.
- Envíe un mapa con la localización exacta.
- Haga una fogata y sea vistoso, fácil de encontrar.

Factores que contribuyen a una crisis:

 Cansancio.

 Tener prisa de llegar a algún lugar.

 El clima.

 Falla del equipo o estar mal equipado.

 Falta de equipo.

 Problemas de personalidad.

 Tomar malas decisiones por razones incorrectas—ego.

SI QUIERE SER ENCONTRADO:

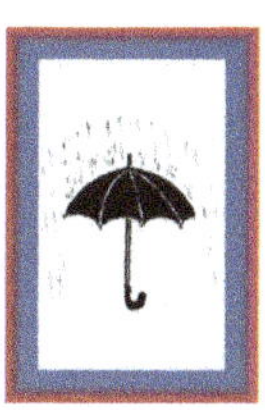

 "Abrace un árbol" - Quédese en un mismo lugar.

 Llame la atención, sea vistoso y obvio:
- Construya una gran fogata con mucho humo.
- Coloque alrededor de su posición lo mas colorido que tenga.
- Marque el área con todo lo que encuentre y se pueda ver a distancia.

EL KIT PARA ARMAR UN REFUGIO: LOS 16 ESENCIALES PARA TENER EN SU MORRAL:

La mejor opción—Cargue este kit en una bolsa aparte:
- Balaclava—algo con lo que pueda cubrir su cara y cuello.
- Calcetines de repuesto—para sus pies o como guantes de emergencia.
- Manta espacial o una gran bolsa de basura.
- Taza metálica—para que pueda ponerlo sobre el fuego para calentar líquidos.
- Bebidas azucaradas—en polvo con mucho azúcar.
- Dulces—con mucho azúcar.
- Velas—es mejor que sean largas y delgadas.
- Fósforos contra agua.
- Brújula.
- Silbato y/o espejo.
- Navaja o cuchillo.
- Cordino—3Mts.
- Cinta de peligro.
- Plástico o tarp—3x3Mts.
- Papel y lápiz.
- Cinta pegante.

Habilidades para un refugio: Qué hacer con lo que tiene:

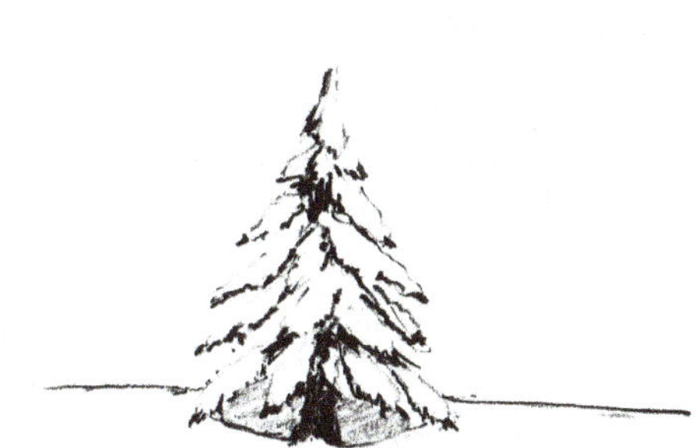

Refugios improvisados:
- Clima inclemente— "aprueba de bombas."
- Busque que sea espacioso, pero fácil de desarmar.

Si no hay nieve—apilar:
- Ramas de arboles.
- Cuevas o techos naturales.

Si hay nieve—montones de nieve = casa de nieve:
- Trincheras.
- Cuevas.
- Debajo de las ramas de un árbol.

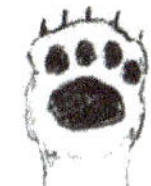

— *NOTES* —

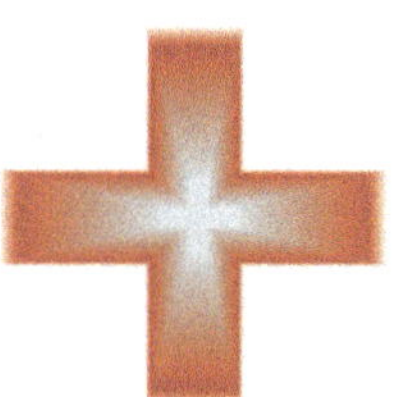

CAPÍTULO CUATRO

LESIONES DE TEJIDOS BLANDOS Y EMERGENCIAS MEDICAS

De Pequeñas Heridas a Cuidado Critico

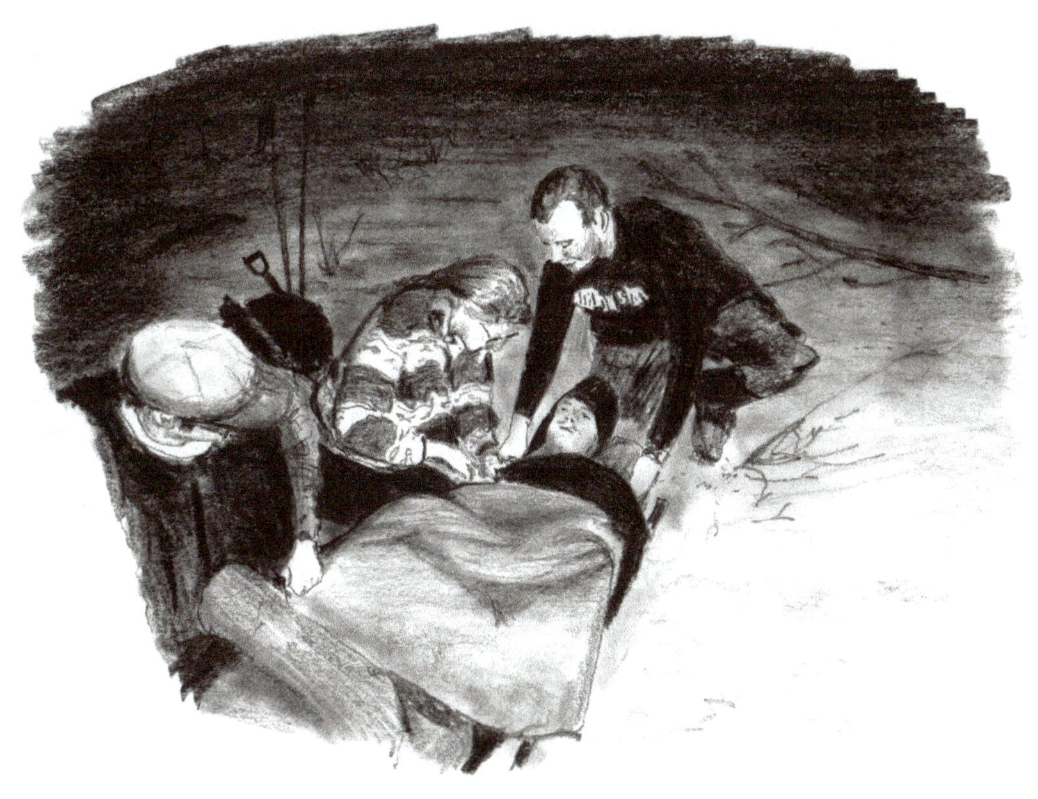

LESIONES DE TEJIDOS BLANDOS:

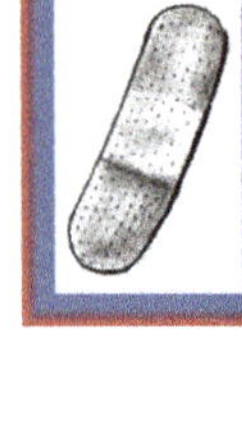

TEJIDOS BLANDOS:

- Todo menos los huesos.
- Este capítulo se concentra en lesiones y daños a la piel y estructuras que están debajo: grasa, músculos y vasos sanguíneos.

Recuerda: Tener Aislamiento total de Fluidos Corporales—AFC

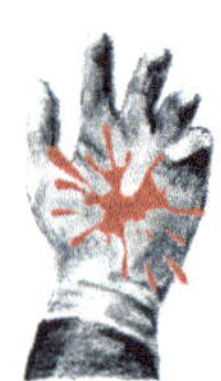

LA TUBERÍA: ARTERIAS, VENAS Y CAPILARES

Hay tubos musculares que se expanden o contraen según el requerimiento de flujo sanguíneo.

- Las Arterias son los vasos sanguíneos que salen del corazón.
    - Están bajo presión: La presión sistólica — 100 a 120 mmHg.
    - Las arterias están en lo profundo, protegidas por los músculos y directamente sobre los huesos.
    - Cuando las arterias son cortadas sale un chorro con pulso—esto es muy raro
- Las Venas son los vasos sanguíneos que regresan al corazón.
    - Están bajo muy poca presión— 10 a 20 mmHg.
    - Las venas son superficiales y se les puede ver y sentir bajo la piel.
    - Cuando las venas son cortadas escurren sangre. Cuánto sale depende del diámetro de la vena cortada.
- Los Capilares son los pequeños vasos sanguíneos que cargan oxígeno a las células.
    - Son microscópicos.
    - Son los vasos mas abundantes en el cuerpo.
    - Un kilogramo de tejido corporal tiene 3 kilómetros de capilares.
    - Los capilares en la piel se expanden o contraen para controlar el flujo de sangre a la piel.
    - Cuando los capilares son cortados sale sangre como si sudara la piel.

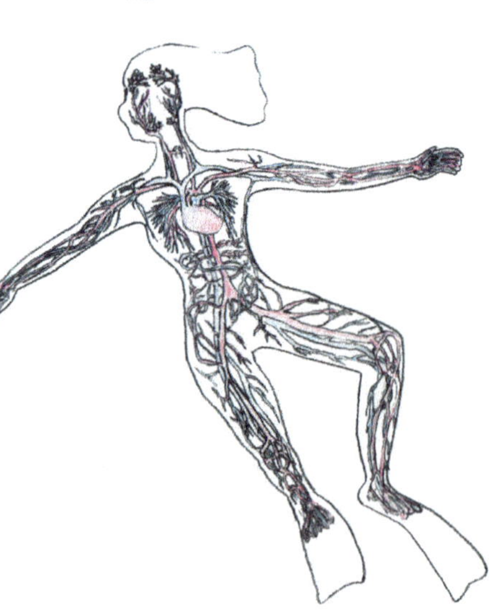

EL LÍQUIDO: SANGRE—"LA COSA ROJA"

- Carga el oxígeno, los nutrientes y el agua a todas las células del cuerpo.
- Se lleva el dióxido de carbono y los desechos.
- Carga calor a las extremidades.
- La pérdida de sangre puede ser una amenaza para la vida— SHOCK.

¡Detenga las hemorragias!

LA PRESIÓN DIRECTA

- Aplica presión directamente a la herida con la mano en guante
- Si sea posible, ponga alguna materia absorbente, como vendaje de gasa, encima de la herida antes de aplicar presión- servirá como un estropajo y ayudará a mantener la sangre en su lugar.
- Porque la mayoría de hemorragias ocurren en las venas, típicamente están con la presión baja y por mayor parte pueden ser controladas con una presión directa y ligera.
- A veces puede tomar entre 10-20 minutos en parar por completo la hemorragia.
- Al terminar la hemorragia, mantenga presión directa por 10 minutos más para permitir que formen coágulo.

VENDAJE DE PRESIÓN

- If Si una herida sangra continuamente, o el socorrista necesita hacer otras intervenciones para su paciente, se puede aplicar un vendaje de presión lo cual mantendrá presión ligera.

RELLENAR UNA HERIDA

- Para una hemorragia de nivel "vido o muerte" en que un torniquete no puede ser usado, empaque la herida con gasa para controlar hemorragias (gasa hemostática), gasa normal, o un paño limpio, y aplique presión con las dos manos enguantadas.
- Aplique presión constante con las dos manos directamente encima de la herida. Presione fuertemente y continuamente en la herida.

TORNIQUETES

Si con todas las intervenciones no consigue parar la sangre, es posible que sea necesario usar un torniquete- Ud ya ha determinado que el paciente puede morirse si no lo emplea.

- Raras veces se necesita aplicar un torniquete- No lo aplique a heridas no graves que sólo muestran hemorragias venosas; casi todas las hemorragias pueden ser controladas con presión directa y un vendaje de presión. Un ejemplo de una situación en que un torniquete puede ser ventajoso será una laceración de una arteria (e.g. laceración femoral o braquial) de la pierna o brazo.
- Un torniquete sólo debe ser usado para hemorragias mortales en una extremidad que no pueden ser controladas de otra manera, por ejemplo si un brazo o pierna ha sido destrozada o cortada completamente.
- Los torniquetes sólo se usan en extremidades.

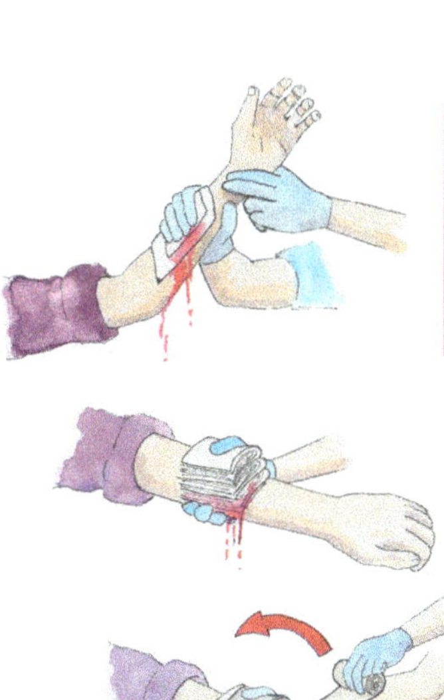

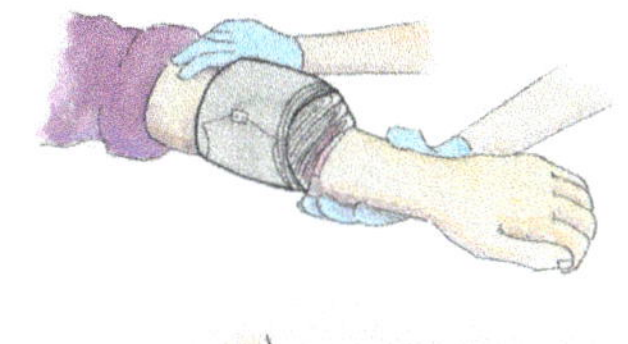

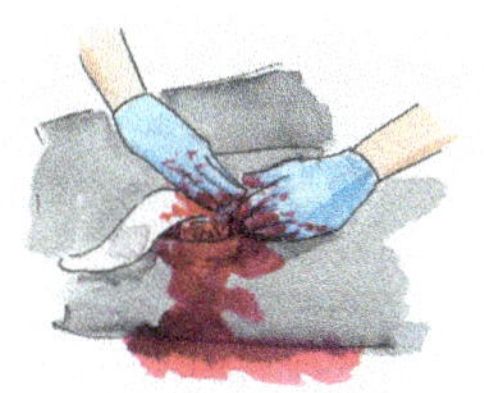

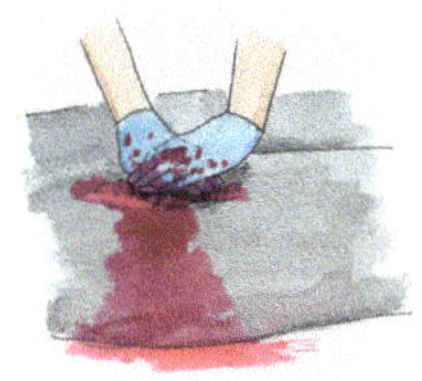

Torniquete improvisado

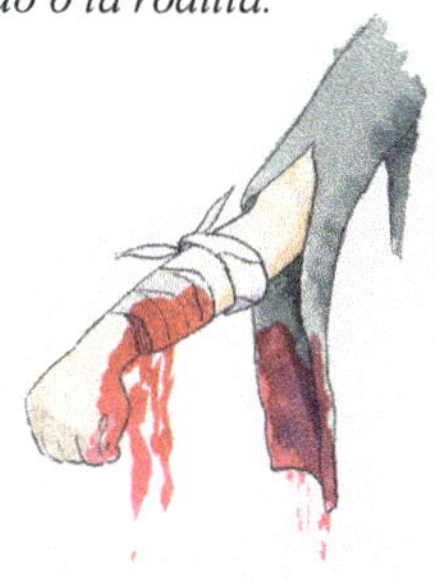

1. Envuelva la extremidad, directamente sobre la piel, con una venda ancha por lo menos 2 a 3 pulgadas proximal a la herida, y no sobre el codo o la rodilla.

...calice el torniquete sobre, o ...ximal, a la herida.

2. Ata un nudo sencillo en la venda.

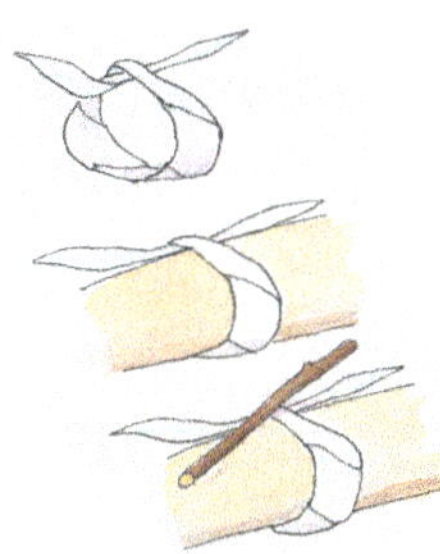

3. Ponga un palo corto o varilla de metal, de 6 pulgadas, sobre el nudo y ata un segundo nudo sobre el palo para sostenerlo.

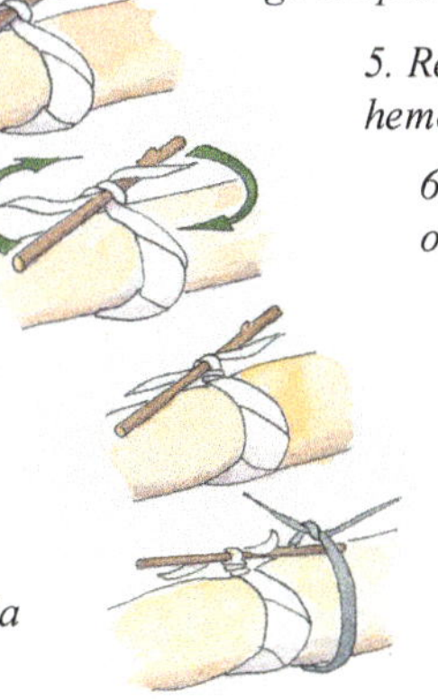

4. Usando el palo como un estopor, gírelo para reforzar la venda.

5. Refuerce el estopor hasta que la hemorragia y el pulso distal paren.

6. Sostenga el estopor en sitio con otra venda o cuerda.

7. Escriba una letra mayúscula "T" y la hora de aplicación en la frente del paciente.

8. Si sea posible, empaque la extremidad encompresa fría para aumentar la duración de supervivencia, como con una amputación.

9. Evacúe al paciente inmediatamente.

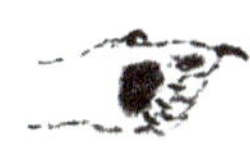

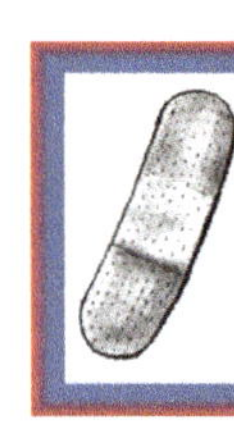

HERIDAS ESPECIFICAS EN TEJIDOS BLANOS:

Contusiones:

 Moretones: hinchazones menores, decoloración, puede ser doloroso.

 Reposo, Hielo, Compresión, y Elevación (RHiCE) para limitar la hinchazón.

Proteja y observe la lesión de cerca especialmente en climas fríos pues se puede congelar más rápido de lo normal

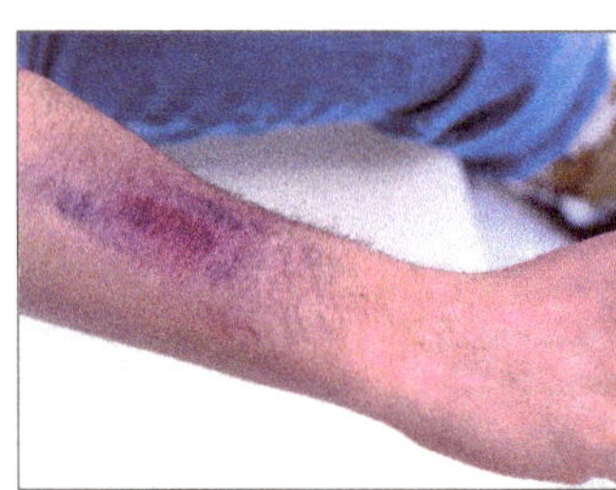

Abrasiones:

 Las raspaduras pueden ser dolorosas, sucias y se pueden infectar fácilmente.

Poco sangrado; Mientras la herida esté sin dolor, restriegue minuciosamente con agua y jabón.

 Permita que se seque en el aire antes de tapar.

 Puede poner crema antibiótica por comodidad.

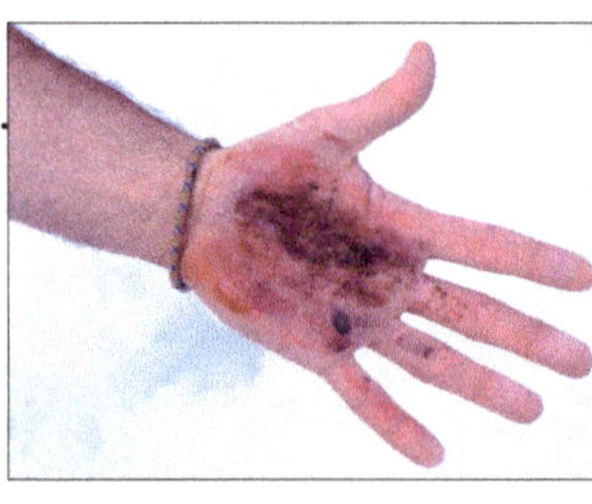

Laceraciones/Incisiones:

 Pueden Sangrar fuertemente o requerir un vendaje de presión.

Controle el sangrado y mantenga la hemostasia por 20-30 minutos.

 Irrigue y limpie la herida.

 Para una herida muy grande - controle la hemorragia, limpie, aproxime los bordes, no la ci

 Si la cierra con adhesivos, por lo general se infectan. Puede que tengan que reabrirla.

Avulsión:

 Herida abierta de tres lados, uno de los lados sigue conectado.

Controle la hemorragia; Luego limpie muy bien debajo del pedazo, con agua, devuélvalo a su posición anatómica y vende la herida.

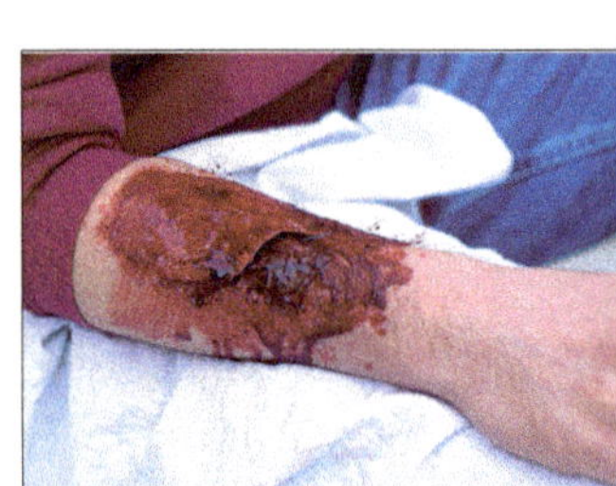

Amputación:

◼ Una parte del cuerpo es separada.

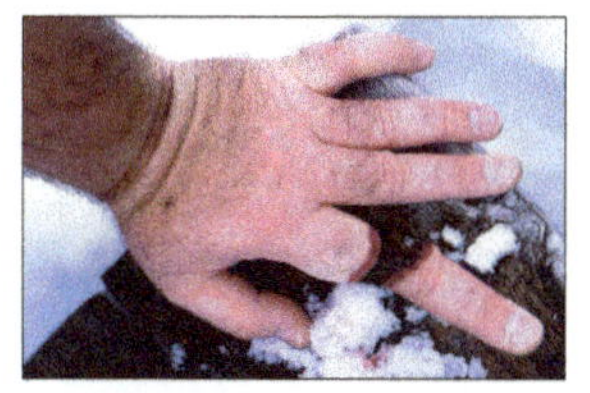
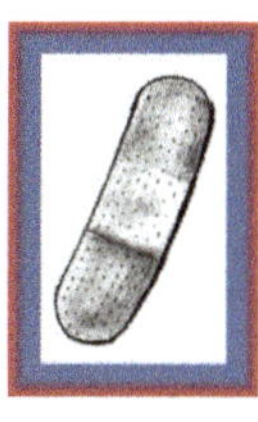

☑ Enrolle la parte en una venda estéril y métala en una bolsa plástica sellada.

☑ Sumerja la bolsa en agua fría, y evacúe al paciente y a la parte, al hospital.

Punciones:

◼ Herida pequeña que ha penetrado la piel.

☑ Cuidadosamente presione para generar sangrado y así sacar cualquier cosa que pueda haber quedado adentro.

☑ Monitoree, este es un tipo de herida que por lo general se infecta.

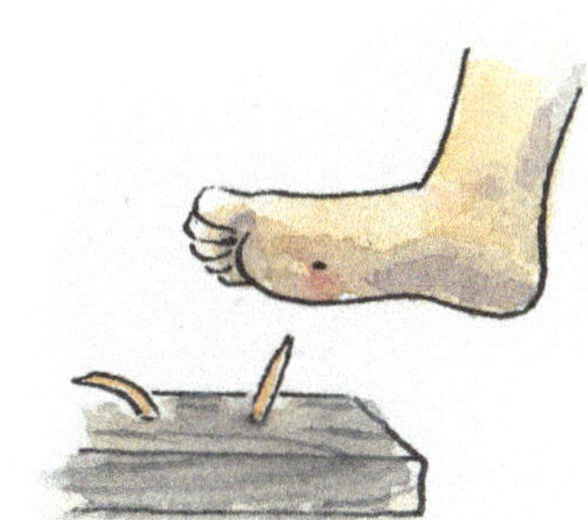

Objeto incrustado:

◼ Algo atorado en el cuerpo que no pertenece ahí.

☑ Use el sentido común; si es fácil de removerlo, remuévalo.

☑ Una vez removido, haga presión directa y controle la hemorragia.

◼ Un objeto incrustado puede ser removido si:

☑ Está en una extremidad.

☑ Si está en las mejillas o en la cola.

☑ Si el objeto es metálico y el paciente está en un entorno muy frío.

☑ Si el objeto es muy largo o duro para ser cortado.

◼ Nunca remueva un objeto incrustado si.

  ◼ Está en el cráneo o el cuello.

  ◼ Está en el pecho, posiblemente en los pulmones.

  ◼ Está en el abdomen, posiblemente penetrando.

◼ ¿Qué pasa con los anzuelos de pesca?

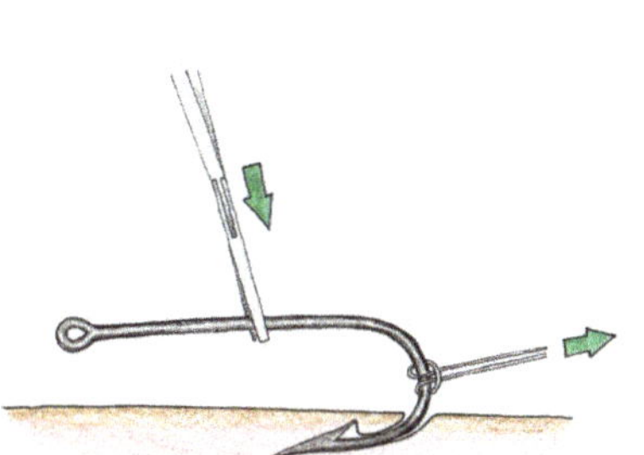

☑ Se pueden remover fácilmente al empujar el ojal hacia abajo y jalando de la curva hacia afuera.

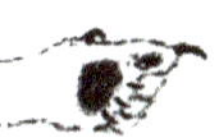
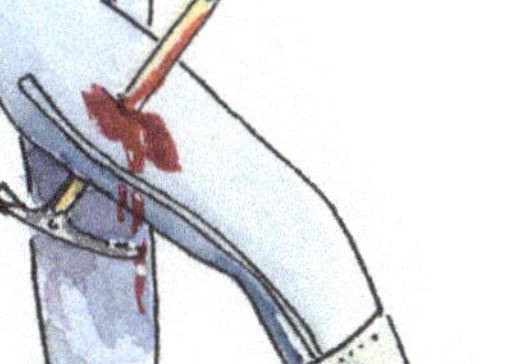

HERIDAS EN TEJIDOS BLANDOS:

CUIDADO PROLONGADO DE HERIDAS - EL CUIDADO DEFINITIVO ESTÁ A MÁS DE 24 HORAS DE DISTANCIA:

Prevenga la infección y promueva la curación:

- Limpiando la herida de manera adecuada - cuando la hemorragia ya ha sido controlada por 20 - 30 minutos:

  - ☑ Remueva el vendaje e inspeccione la herida de cerca.

  - ☑ Mire Circulación, Sensación y Movimiento (CSM).

  - ☑ Remueva cualquier material extraño como tierra, palos, pasto, etc.

  - ☑ Limpie alrededor de la herida con agua y jabón o con solución de yodo diluida.

  - ☑ Limpie la herida. Irrigando con fuerza dentro de ésta con agua limpia o solución de yodo diluida, use una jeringa de irrigación o una botella de agua.

  - ☑ Cubra la herida con un vendaje estéril y manténgala limpia y seca.

  - ☑ Use vendajes para mantener la curación en su lugar.

  - ☑ Cambie el vendaje cada 12 horas, y examine la herida por signos de infección.

Pero ¿qué pasa si...

- ...la herida está sucia o es imposible limpiarla y mantenerla seca?

  - ☑ Cubra la herida con un apósito mojado en solución diluida de yodo, con menos del 2% de fuerza.

  - ☑ Cambie cada 6 horas.

- ...los CSM cercanos a la herida están comprometidos?

  - ☑ Haga todo el tratamiento para limpieza de heridas.

  - ☑ Inmovilice.

  - ☑ Evacúe.

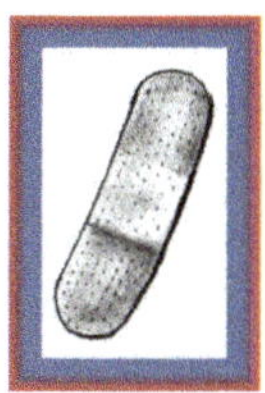

¿QUÉ HACER Y NO HACER EN EL CUIDADO DE HERIDAS:

¿QUÉ HACER

 Proteja para que no cause mas daño, proteja del frío y que no se contamine haciendo un buen vendaje.

¿QUÉ NO HACER

 No cierre las heridas con suturas o cintas.

 No llene la herida de crema antibiótica.

 No deje un vendaje de presión más de 20 minutos.

 No deje que la herida se congele.

 No tenga miedo de causar dolor para poder limpiar correctamente la herida.

¿Cuándo deberías evacuar para puntos?

- Si la herida sea más profunda que sólo la piel (causa separación de pieles) y mida más de una pulgada- arreglo cosmético
- Si la herida esté en la cara, las manos, o encima de una coyuntura
- Si haya daño a un nervio, ligamento, o tendón
- Revisa la CIRCULACIÓN, SENSACIÓN, y MOVIMIENTO

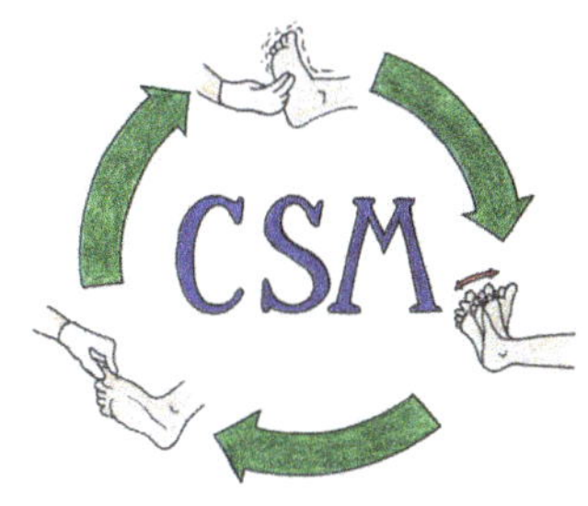

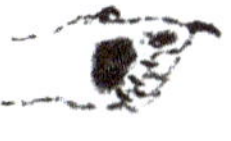

INFECCIONES:

- Se producen cuando la herida se contamina por bacteria.
- Las bacterias quieren estar calientes, húmedas, y en la oscuridad.
- Las bacterias se duplican (reproducen) cada 30 minutos a 37°C (98°F).
- Los signos y síntomas de una infección son el resultado del sistema inmunológico defendiéndose de las bacterias invasoras.
- Riesgo de tétano; Sepa si sus vacunas están al día.

Signos de una infección:

Temprano: Localizada en la piel y dentro del área de la herida:
- Rojo (rubor) — debido a la dilatación de los capilares, y el incremento del flujo de sangre a esa área.
- Caliente — debido al incremento del flujo de sangre.
- Hinchazón — debido al incremento del flujo de sangre.
- Dolor (sensible) — debido a la hinchazón.

Tarde — severo, puede ser una amenaza a la vida:
- Formación de materia — células blancas muertas que pueden estar saliendo de la herida.
- Rayas rojas saliendo de la herida — la infección viajando a los nódulos linfáticos.
- Nódulos linfáticos inflamados y sensibles — un signo de que la infección se esta propagando sistemáticamente, shock séptico.
- Fiebre y escalofríos—un signo que la infección se esta propagando sistemáticamente, shock séptico.

Tratamiento para las infecciones de la piel:

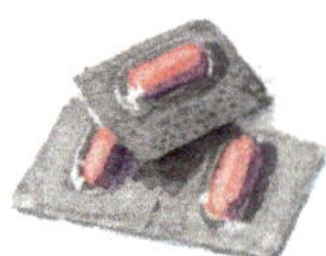

- ✓ Coloque un apósito; si es posible, que esté mojado con agua caliente y sal.
- ✓ Si la herida está cerrada pero está inflada, ábrala para que pueda drenar.
- ✓ Evacúe lo más pronto posible si hay rayas rojas saliendo de la herida y/o el paciente tiene fiebre.

CUÁNDO DEBERÍA EVACUAR PARA PONER PUNTOS?

- Si la cortadura atraviesa la piel (laceración) y es mas larga de 3 centímetros — arreglo cosmético.
- Si la cortada es en la cara, manos, o sobre una articulación.
- Si hay una herida a un nervio, ligamento, o tendón.
- Evalúe la Circulación, Sensación y Movimiento.

LA FECUNDIDAD COMO UN PROBLEMA

No. de Bacterias	Horas transcurridas	
1	*0*	*—*
16	*2*	*decenas*
256	*4*	*cientos*
1,024	*5*	*miles*
131,072	*8.5*	*cientos de miles*
1,048,376	*10*	*millones*
1,073,537,024	*15*	*billones*
1,024,000,000,000	*20*	*trillones*
256,000,000,000,000	*24*	*256 trillones de pequeñas bocas que alimentar*

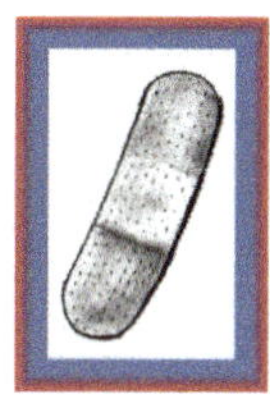

QUEMADURAS TÉRMICAS

Tratamiento: Baje el nivel del calor:

- ✓ Remueva la ropa que este encima y alrededor del área quemada.

- ✓ Enfríe con agua fría durante 15 minutos.

Superficial: quemaduras de primer y segundo grado:

- Apariencia: El área de la quemadura está roja y se pueden llegar a formar ampollas, pero el paciente tiene toda la sensibilidad.

    - ✓ Enfríe con agua fría durante 15 minutos.

    - ✓ Proteja con un apósito estéril.

    - ✓ Evacúe si el tamaño es más grande que la palma de su mano.

    - ✓ Si el área quemada es grande y dolorosa, cubra con apósitos mojados para darle comodidad al paciente durante la evacuación.

Profunda: Tercer Grado

- Apariencia: el área de la quemadura puede estar roja, blanca, carbonizada y ampollada, pero no hay sensación; la quemadura es muy profunda, lo suficiente para destruir los nervios sensoriales.

    - ✓ Todas las quemaduras profundas deben ser evacuadas.

    - ✓ Enfríe con agua fría durante 15 minutos.

    - ✓ Cubra con apósitos húmedos e impermeabilice para prevenir evaporación.

    - ✓ Hidrate — las quemaduras pueden causar una deshidratación severa, obligue al paciente a tomar líquidos.

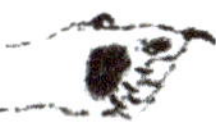

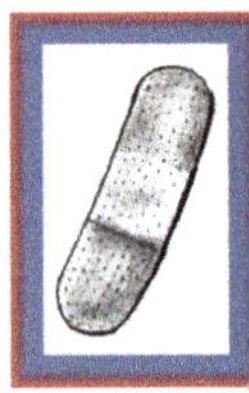

AMPOLLAS:

- Causadas por fricción contra la piel que hacen que las capas se separen.
- Las causas más comunes son zapatos mal amarrados que se mueven al caminar y causan fricción contra la piel, o el mango de una pala o un remo haciendo fricción contra la palma de la mano.
- El cuerpo secreta agua al área que está siendo abusada por esta fricción.
- Las ampollas empiezan como un "punto caliente" que, si se deja sin atender, crecerá hasta convertirse en una ampolla llena de agua.

Tratamiento:

- Reaccione al dolor o "punto caliente."

    - ✓ Si está en el pie, remueva la bota y el calcetín y cubra con esparadrapo.

    - ✓ Luego vuelva a poner el calcetín y el zapato, mirando si éstos son de las tallas adecuadas.

- Si una ampolla llena de líquido se ha formado, trátela y proteja la ampolla.

    - ✓ Limpie el área alrededor de la ampolla.

    - ✓ Drene la ampolla haciendo huecos alrededor de la base y comprima la ampolla y saque el líquido.

    - ✓ Rodee la ampolla con un material acolchado, piel de topo, second skin, etc.

    - ✓ Rellene la mitad de este vendaje con crema antibiótica para proteger la piel que esta frágil y minimizar la fricción.

    - ✓ Cubra todo el vendaje con esparadrapo.

    - ✓ Si está en el pie vuelva a colocar el calcetín y el zapato.

    - ✓ Limpie a diario y monitoree por signos de infección.

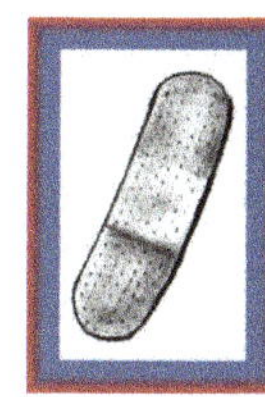

PREVENCIÓN:

- Doble media — una delgada primero y una gruesa encima
- Botas apropiadas — Amanse las botas
- Reaccione pronto a cualquier dolor o punto caliente
- Mantenga sus pies secos — cuando se está mojado es más fácil que se formen ampollas

*punto
caliente*

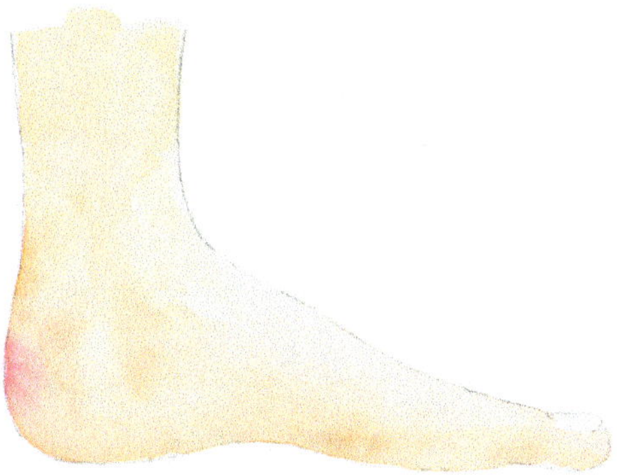

ampolla

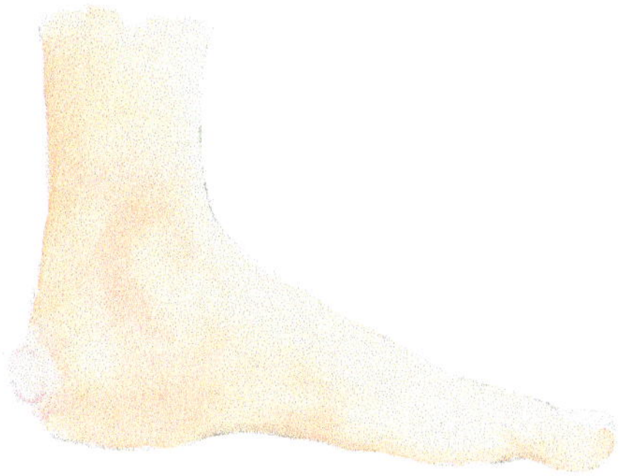

*limpie, pinche
y desinfle*

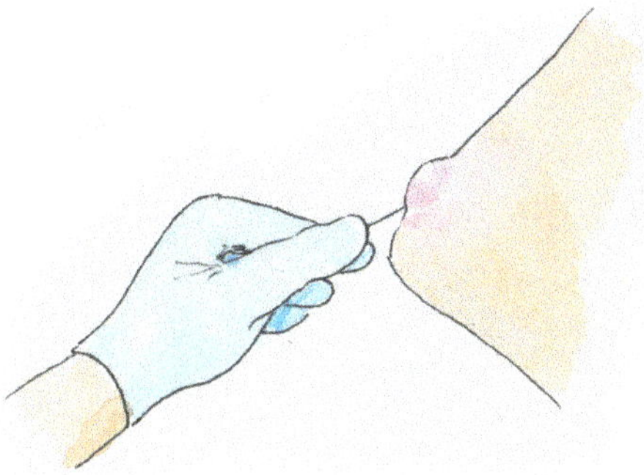

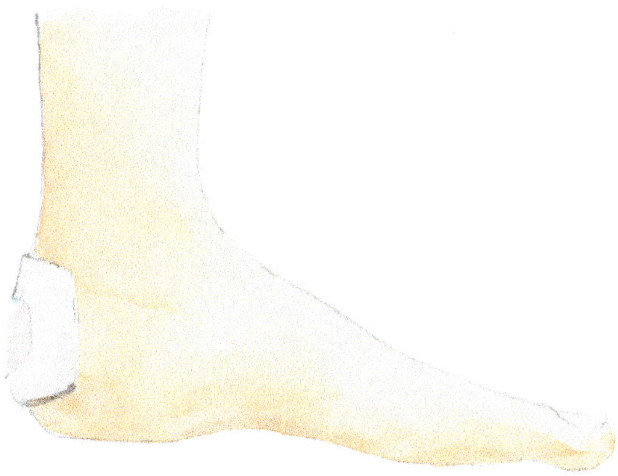

*proteja con un
apósito en forma
de donut; llene el
centro con crema
antibiótica*

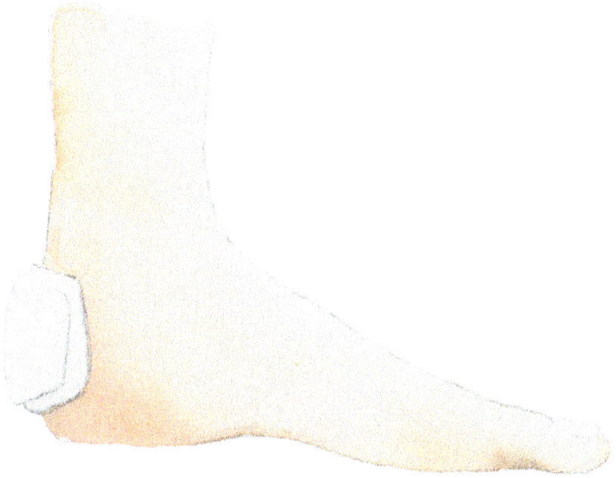

*proteja y
cubra*

HERIDAS EN TEJIDOS BLANDOS:

TÉCNICAS DE VENDAJE:

Apósitos: Materiales estériles encima de la herida.

- Gasa estéril: gasas 2" x 2" o 4" x 4".

Vendajes: Material que sostiene los apósitos en su lugar.

- Cravat: Una pieza de tela en forma triangular que se usa de manera inteligente para sostener apósitos.
- Venda elástica: Material elástico de 2" o 6" de grosor que puede envolver un apósito, para darle compresión y mantenerlo en su lugar.
- Rollo de gasa: Material suave y acolchado de 1" a 6" de grosor con el que se puede envolver un apósito y sostenerl en su lugar.

Vendajes específicos:

- **Vendaje de cabeza**: Para sostener un apósito en la cabeza.

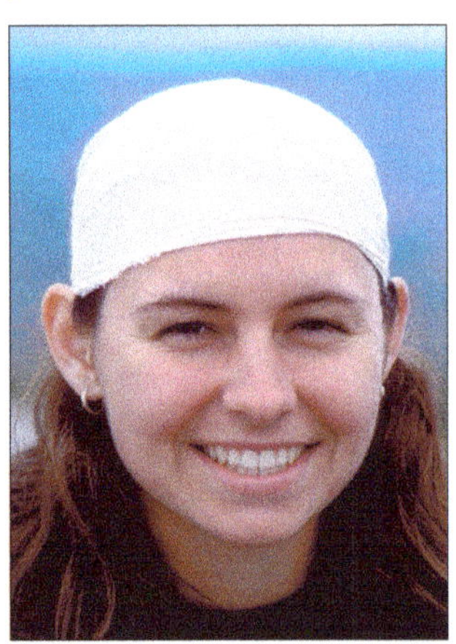

- **Quijada/temporal**: Para sostener un apósito en la parte lateral de la cabeza o soportar la quijada.

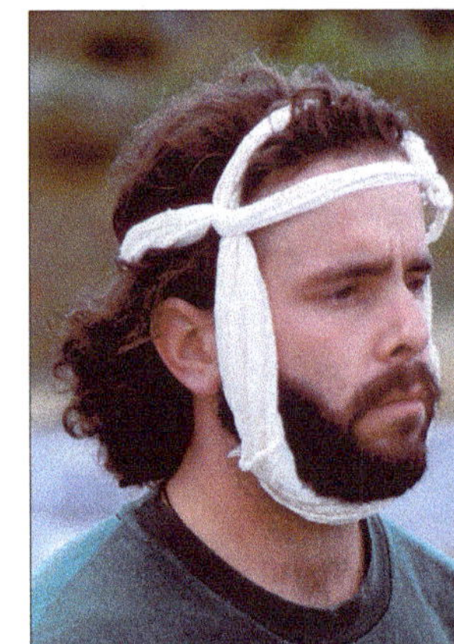

- **Hombro**: Para sostener un apósito en el hombro o el antebrazo y mantener el rango de movimiento.

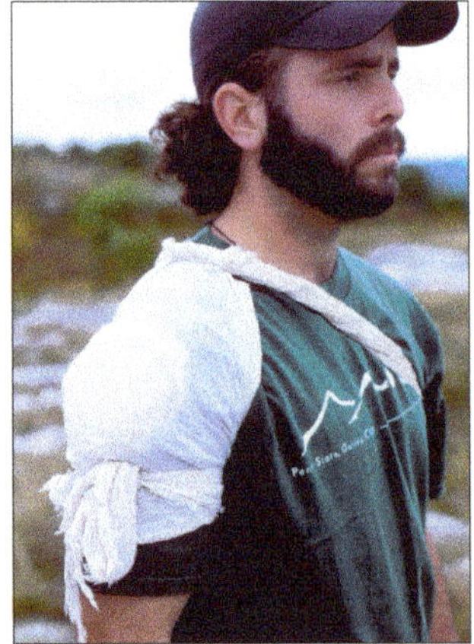

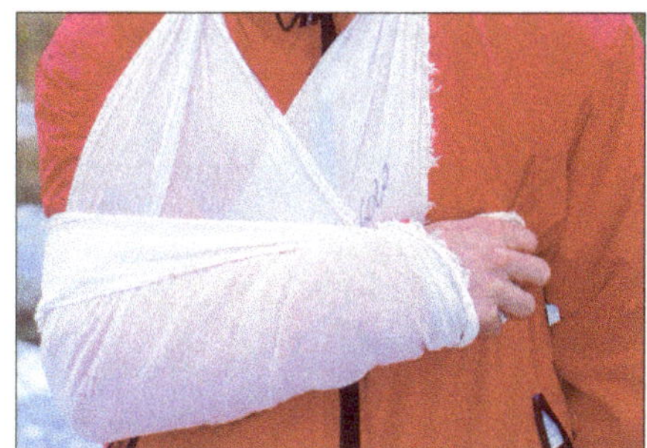

■ **Cabestrillo:** Para soportar hombro, ante brazo, codo, brazo o muñeca.

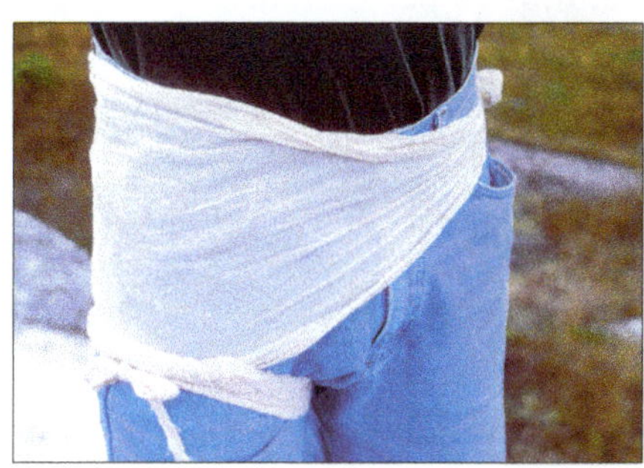

■ **Cadera**: Para mantener un apósito que se encuentre en la cola o la cadera, manteniendo el rango de movimiento en la cadera.

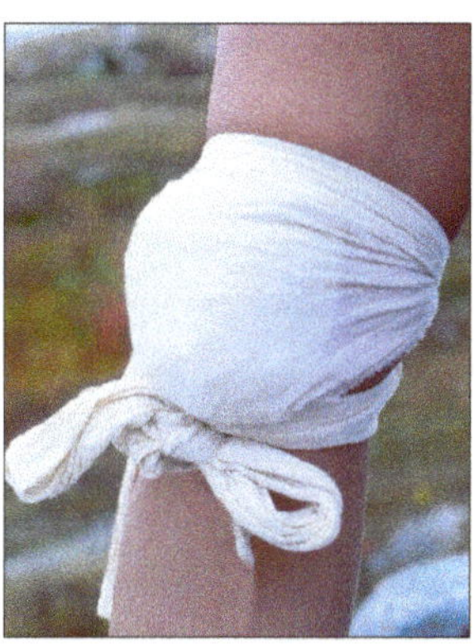

■ **Rodilla**: Para mantener un apósito que se encuentre en la rodilla, manteniendo el rango de movimiento .

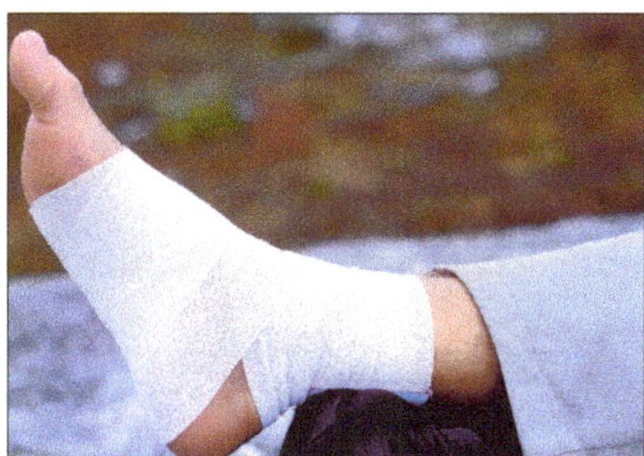

■ **Tobillo tronchado**: RHiCE (si se necesita, use el vendaje que se muestra en el capitulo de lesiones músculo-esqueléticas).

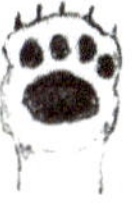

EMERGENCIAS MÉDICAS Y CUIDADO CRÍTICO:

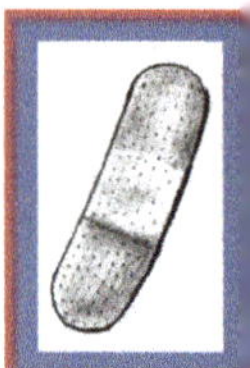

Hay problemas raros que potencialmente amenazan contra la vida y debemos ser capaces de reconocerlos y manejarlos. Una buena historia del paciente normalmente nos da el diagnóstico.

CAMBIOS EN EL NIVEL DE RESPUESTA:

El nivel de respuesta (NDR) es mantenido por el cerebro, entonces cualquier cambio indica un cerebro en problemas.

Signos y síntomas:

- ✅ Cambios en personalidad.

- ✅ Deterioro en el NDR, A>V>D>N>**Muerte**

- ✅ Convulsiones.

Causas: Tu cerebro necesita 4 cosas para sobrevivir y prosperar; causas del cambio en el NDR:

- ✅ Oxígeno (hipoxia).

- ✅ Carbohidratos (glucosa, hipo/hiperglicemia).

- ✅ Temperatura apropiada, 37°C /98.6°F (hipo/hipertermia).

- ✅ Presión apropiada = Presión intracraneal (PIC).

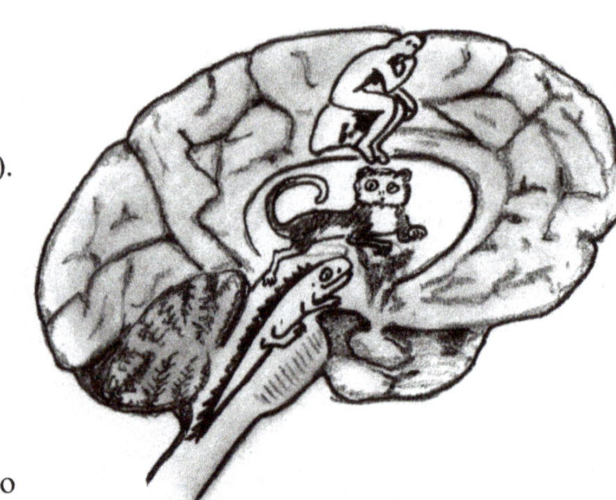

Principios para su manejo

- ✅ Mantenga y monitoree la vía aérea y la respiración.

- ✅ Coloque al paciente en posición de recuperación para pro

- ✅ Si la frecuencia respiratoria es menor a 10 o mayor a 30, asista la respiración — una respiración cada 5 segundos.

- ✅ Reconocer el problema temprano y evacuar rápidamente ya que estos problemas tienden a empeorar gradualmente.

- ✅ Si sospecha de una emergencia diabética proporcione azúcar.

- ✅ Consiga ayuda; Este paciente debe ser evacuado de inmediato.

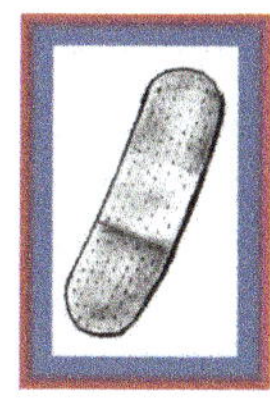

DIFICULTAD RESPIRATORIA (DR) — VÍA AÉREA, RESPIRACIÓN:

- El cerebro percibe que no está recibiendo suficiente oxígeno entonces causa una sensación de DR.
- Entonces, puede ser que no esté llegando suficiente oxígeno a la sangre o no está llegando suficiente sangre oxigenada al cerebro.

Signos y Síntomas:

- El paciente se queja de tener dificultad respiratoria.
- Respiración rápida y superficial o respiración profunda.
- Piel pálida a cianótica (azul) por el incremento de la hipoxia.
- Puede haber pitos al respirar.

Causas:

- Pulmones: asma (pitos).
- Pulmones: neumotórax (no hay sonidos de respiración en un lado).
- Pulmones: edema pulmonar, neumonía (crepitaciones).
- Pulmones: embolia pulmonar (disnea).
- Corazón: Infarto al miocardio, angina (dolor de pecho).
- Anafilaxia, ansiedad, altura.

Principios para su manejo:

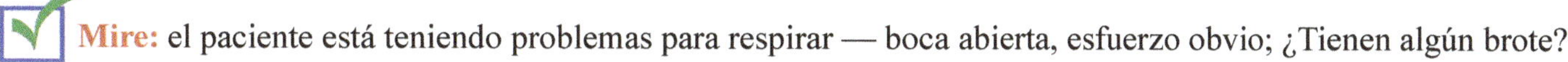

Mire: el paciente está teniendo problemas para respirar — boca abierta, esfuerzo obvio; ¿Tienen algún brote?

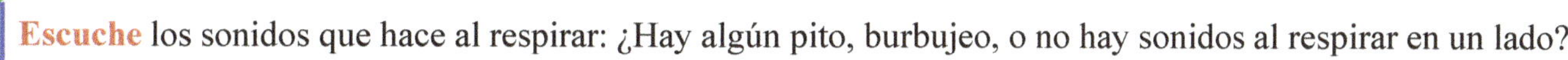

Escuche los sonidos que hace al respirar: ¿Hay algún pito, burbujeo, o no hay sonidos al respirar en un lado?

- Apoye la respiración; sentarlos puede ayudar.
- Asista al paciente con la respiración si ellos no pueden mover suficiente aire por su cuenta.
- Si son asmáticos, pueden usar **SU PROPIO** inhalador de rescate: Inhalador de Albuterol, 2 puffs cada 10 minutos hasta que la respiración mejore (hasta 4 veces), después 2 puffs cada 4 horas.

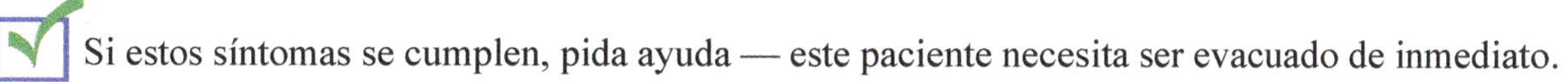

Si estos síntomas se cumplen, pida ayuda — este paciente necesita ser evacuado de inmediato.

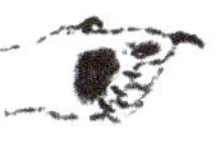

ASMA

Los alergénicos en la vía aérea causan inflamaciones, broncoespasmos, e incremento en la producción de mucosa en los bronquiolos. Esto causa que los bronquiolos se estrechen resultando en pitos, aire atrapado y dificultad respiratoria.

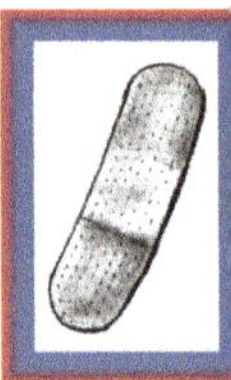

Signos y síntomas:

- Dificultad respiratoria.
- Disnea de palabra — no puede contar hasta 10 en una sola respiración.
- Pitos en la respiración — se pueden oír inicialmente con auscultación.

Tratamiento:

- CALMAR al paciente, y manténgase usted en calma.
- Posición cómoda (normalmente sentado o semi-sentado).
- Tome una buena historia del paciente — averigüe qué medicamentos ha estado tomando, si los hay.
- Asista con el uso de inhaladores, Albuterol, o Xopenex.
- Incentive al paciente a respirar por la boca, con labios-fruncidos para crear contrapresión y abrir los bronquiolos.
- Puede hacer compresiones laterales de pecho para ayudar a remover el aire atrapado.
- Considere evacuar.

DOLOR DE PECHO:

- Hay muchas cosas insignificantes que pueden generar dolor en el pecho, como la indigestión, la acidez, que los músculos del pecho estén resentidos.
- La preocupación que tenemos es que ese dolor pueda ser causado por algo cardíaco.

Signos y Síntomas (cardíaco):

- Dolor subesternal que por lo general se irradia al brazo izquierdo.
- Asociado con sentir dificultad respiratoria.
- Asociado con sudar frío.
- Se empeora cuando hay algún esfuerzo o ansiedad.

Causas:

- No Cardíacas: Indigestión, acidez, músculos resentidos.
- Cardíaco: Infarto al miocardio, angina.

Principios para manejar un sospechado dolor cardiaco:

- La meta es que logremos minimizar cualquier esfuerzo del corazón.
- Si está seguro que el dolor es cardiaco, evacúe.
- El paciente debe mantenerse en reposo ya que el esfuerzo solo empeorará el dolor.
- Transporte en una posición cómoda para el paciente y así facilitar la respiración.

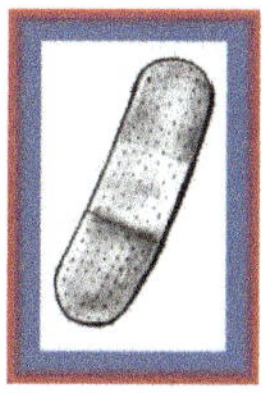

✓ Mantenga la calma y tranquilice al paciente.

✓ Si tiene una aspirina con usted, proporcione una de adulto (325mg) o 4 aspirinas niño (a menos que sea alérgicos la aspirina).

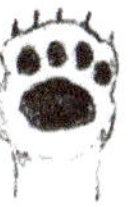

✓ Consiga ayuda; este paciente necesita ser evacuado de inmediato.

REACCIONES ANAFILÁCTICAS:

■ Es una severa reacción alérgica que amenaza la vida.

Signos y Síntomas:

■ Normalmente el paciente sabe que es alérgico y le informará (pero pregunte de todas formas).
■ Pueden tener un brote en la piel —urticaria.
■ Puede que incremente la dificultad respiratoria.
■ Pueden sentirse muy ansiosos, incluso aterrados.
■ Puede que se oigan pitos al respirar y/o tener dificultad para respirar y hablar.

Causas:

■ Picadura de abeja (abejas, avispas, abejorros, hormigas).
■ Comida, especialmente nueces y mariscos.
■ Medicamentos, como la penicilina.

Principios para su manejo:

✓ Administre un antihistamínico de inmediato: Benadryl,50mg cada 4 horas por 24 horas; otras marcas de antihistamínicos también funcionan.

✓ Si empiezan a apedrear la vía aérea (DR, pitos), proporcione epinefrina con un Epi-pen.

✓ Cuando pueda respirar y tragar, dele el antihistamínico como se explicó en el primer punto.

✓ Una segunda dosis de epinefrina se puede suministrar si los síntomas vuelven antes que el cuerpo haya absorbido el antihistamínico oral .

✓ Evacúe de inmediato.

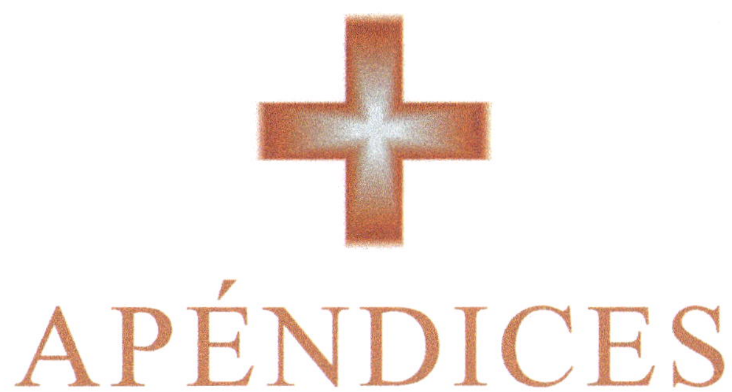

APÉNDICES

SOLO—UN VISTAZO A QUIÉNES SOMO...

SOLO hizo raíces a principios de los años 1970 y creció según la visión de los fundadores, Frank Hubbell y Lee Frizzell (esposos). En ese tiempo la atención pre-hospitalaria estaba en sus etapas iniciales y un organizado SEM aun no existía en New Hampshire. el concepto del cuidado de los enfermos y heridos se movía alrededor de lo que hoy llamamos "la hora de oro". Cuando los escaladores, esquiadores y EMTs en las Montañas Blancas de New Hampshire estaban siendo rescatados, se dieron cuenta que las habilidades que los rescatistas habían aprendido como equipo de emergencias urbano no funcionaban en un ambiente remoto. Era obvio que las personas que proporcionaban cuidado en áreas remotas debían aprender técnicas fuera de "la hora de oro". Pero, esa información no estaba disponible — tenia que ser aprendida a través de experiencia. Y Frank Hubbell tenia mucha experiencia, pues fue miembro activo de las misiones de búsqueda y rescate en la universidad.

La frustración de Frank con la carencia de una apropiada atención en áreas silvestres le llevó a hacer uno de los primeros, si no el primer, curso de medicina de emergencia en áreas silvestres. En 1975, Frank empezó a dictar un curso básico de primeros auxilios de Montaña\Bosque. El concepto de ese curso y sus objetivos, todavía permanecen hoy en día vigentes en el curso más famoso de □SOLO □, Primeros auxilios en áreas silvestres

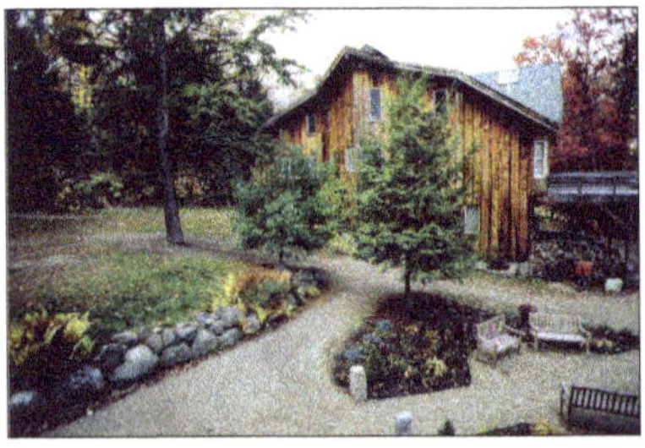

SOLO's Main Building, Kaila Hall

(WFA). el WFA ha sido adaptado a situaciones especializadas como aguas, desastres y expediciones.

En 1976 Frank y su esposa Lee Frizzell, una educadora entrenada, crearon una escuela para desarrollar y enseñar varios aspectos y niveles de medicina en áreas silvestres. La nombraron □SOLO □, por Stonehearth Open Learning Opportunities.

Para el siguiente año 1977, el primer curso oficial "SOLO", había sido enseñado en la sala de los padres de Frank. El mismo equipo "SOLO" construyó en Tasker Hill, al sur del pueblo de Conway, una estructura de postes y vigas que se convertiría en el cuartel "SOLO". Hoy en día esta construcción constituye nuestros salones de clases y la base de nuestro campus en expansión.

Al principio SOLO había dado más de treinta cursos para múltiples organizaciones, especialmente grandes compañías del aire libre y universidades. Aplicando su conocimiento, estos grupos encontraron que "SOLO" ofrecía el más valioso entrenamiento en primeros auxilios que ellos jamás habían tenido. Se corrió el rumor de éstos sorprendentes cursos a través de los centros de educación y la industria al aire libre y para el final de la década "SOLO" se había convertido no solo en un apasionado de tiempo completo, sino en un negocio de tiempo completo.

En los próximos años, SOLO desarrollará un Programa EMT de Actualización de tres días (1980) y un programa EMT Para Aire Libre con duración de un mes (1980), los cuales se han convertido en estándares de la industria, y, en 1983, recibimos aprobación total para nuestros cursos de ambos la Oficina de Emergencias Médicas del estado de New Hampshire, y del registro nacional de EMTs. Finalmente en 1983, Frank decidió seguir con su preparación médica y entró a estudiar en el Programa de Asistente Médico en la Universidad del Noroeste, obteniendo su certificación al siguiente año.

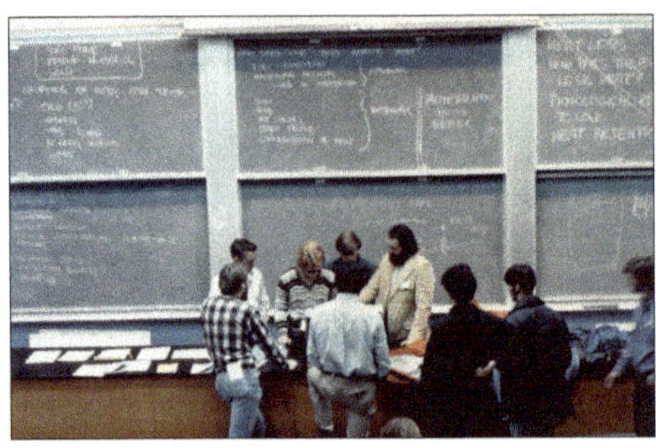

SOLO founder Frank Hubbell teaching in 1980

Durante los siguientes años se vio que varios compañeros se expandieron para iniciar sus propios cursos. Es un hecho hoy en día que cualquier programa para emergencias médicas creíble que no es de SOLO, tuvo sus inicios con nosotros.

A finales de los ochenta SOLO fundó el periódico de Medicina al Aire Libre, y nuestro personal publicó varios artículos en ésta y en otras revistas EMS. Lee dejó su carrera profesional en Educación para encargarse como Directora de SOLO cuando Frank se fue a la Universidad de Medicina Osteopática en Nueva Inglaterra para ser Doctor. En 1988 el personal de SOLO ayudó a desarrollar pautas clínicas para el aire libre a través de la Sociedad Americana de Pruebas y Materiales (ASTM) y su grupo de tareas médicas para el Aire Libre. Al mismo tiempo SOLO salió en un programa de Televisión en New Hampshire. En 1990 se publicó la primera edición de Medicina para el Aire Libre (Medicine for the Backcountry) por Frank Hubbell y Buck Tilton. Frank se graduó de la universidad como médico en 1991 con honores.

A mediados de los años 90, SOLO adquirió una casa a un lado del campus y se creó Toad Hall, un dormitorio para 40 personas. La escuela inició entrenamiento para líderes al aire libre junto con la clase de Liderazgo

Avanzado para Cuidados de Emergencia. Nuestra reputación y popularidad llamó la atención de la Televisión pública y el programa Trailside filmó una sección del campus.

Acreditación del sistema universitario de New Hampshire se consiguió en 1996 para estudios de aprendizaje de por vida. SOLO siguió representándose en conferencias importantes regionales e internacionales, como las de la Asociación de Educación Experiencia, las Conferencias de EMS en Nueva Hampshire, la conferencia de manejo de riesgo al aire libre. En 1997 SOLO se acreditó para impartir cursos de educación continua a través del Consejo Coordinador de Educación Continua para Servicios para Emergencias Médicas para el modulo de EMT al aire libre. En 1998 SOLO salió en el suplemento de Salud y Medicina de la Enciclopedia Británica y en 1999 salimos en la revista Time en la columna de Emergencias al Aire Libre.

En 2000 recibimos el honor de Héroes de New Hampshire para rescate por el periódico The Unión Líder de Manchester para nuestro compromiso continuo de practicar lo que enseñamos. También logramos un convenio con el Colegio Sterling para que estudiantes pudieran acumular créditos transferibles universitarios en la mayoría de los programas de SOLO. También la cadena CNN sacó un segmento cada hora durante un período de 24 horas.

A finales de 2001, Critical Awareness Resource Education (CARE), Recursos Educativos para conocimiento crítico, desarrolló una serie de seminarios sobre en conjunto con una beca del Departamento Nacional de Salud y Seguridad. Los 12 seminarios que se ofrecieron en el 2002 se enfocaron en los peligros y fallas de respuesta de emergencia que incluyeron cosas como la construcción de nuevos coches, enfermedades contagiosas y armas bioquímicos. Estos seminarios tenían el fin de conjuntar todos los aspectos de respuesta de emergencia de la policía a Servicio de Emergencia Médica EMS y bomberos – rescate.

En 2001 celebramos nuestro aniversario 25 de ser pioneros de educación en medicina para el aire libre. En el futuro nos esperan retos aún más grandes. Mientras más personas realicen actividades al aire libre en áreas remotas del mundo, nuestra necesidad de conocer más acerca de cómo cuidarnos y nuestro medio ambiente continúa. Desde sus principios hace 25 años SOLO se ha convertido en una organización grande y diversa, un líder en educación, medicina y estándares. Desde primeros auxilios básicos, aún el propósito fundador de SOLO, hoy en día se encuentran instructores SOLO en todo el mundo, usuarios del aire libre, guías, médicos. A finales del 2009, más de 150,000 personas han sido alumnos de SOLO.

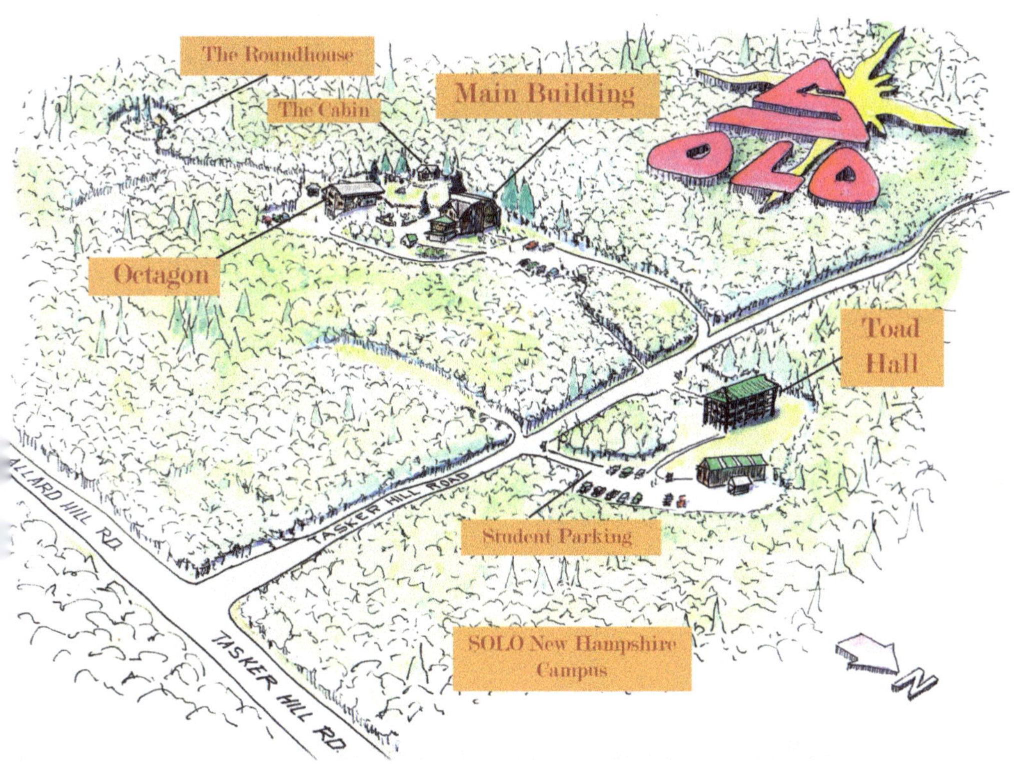

Examen parte I: Respuesta y evaluación

Student Name _______________

1. ¿Cual de las siguientes es una forma común de transmitir una enfermedad?
   - ☐ a. Por el aire inhalando partículas infecciosas.
   - ☐ b. Picadura de mosquito.
   - ☐ c. A través del agua, tomando agua contaminada.
   - ☐ d. Contacto directo o por sangre.
   - ☐ e. Todas las anteriores.

2. Todos los siguientes enunciados son el propósito de la evaluación primaria excepto:
   - ☐ a. Encontrar todas las potenciales amenazas para la vida.
   - ☐ b. Proteger del entorno.
   - ☐ c. Prevenir más daño.
   - ☐ d. Establecer y monitorear signos vitales.

3. La evaluación secundaria consiste en:
   - ☐ a. Signos vitales.
   - ☐ b. Examen del paciente.
   - ☐ c. Historia AMPUE.
   - ☐ d. SOAPNOTE.
   - ☐ e. Todas las anteriores.

4. Todas estas forman parte del AMPUE excepto:
   - ☐ a. A= alergias.
   - ☐ b. M= medicamentos.
   - ☐ c. P= pasadas médico.
   - ☐ d. U= ultimo in/out.
   - ☐ e. E= eventos ambientales.

5. La parte objetiva de la nota SOEP contiene todos los siguientes enunciados excepto:
   - ☐ a. Frecuencia cardiaca, frecuencia respiratoria y nivel de respuesta.
   - ☐ b. Descripción de la localización del dolor, sensibilidad y lesiones.
   - ☐ c. La historia AMPUE.
   - ☐ d. Condición de todo el grupo.

6. El plan de rescate incluye todas las siguientes excepto:
   - ☐ a. La condición del grupo.
   - ☐ b. Tratar las heridas del paciente.
   - ☐ c. El nivel de preparación del grupo.
   - ☐ d. Mandar por ayuda.

Examen parte II: Trauma: Lesiones Músculo-esqueléticas:: **Student Name** ____________________

. Una torcedura o tronchada puede causar daños en todos estos excepto:
- ☐ a. Músculos.
- ☐ b. Tendones.
- ☐ c. Ligamentos.
- ☐ d. Huesos.

. Todos los siguientes enunciados son correctos como tratamiento de una torcedura excepto:
- ☐ a. Descanso, parar y sentarse.
- ☐ b. Hielo para la vasoconstricción.
- ☐ c. Compresión con una venda elástica.
- ☐ d. Elevación para disminuir la circulación a esa área.
- ☐ e. Ejercicio leve para ayudar a la sanación.

. ¿Respecto a fracturas, Cual de las siguientes declaraciones es correcta?
- ☐ a. Hay un punto específico de dolor sobre la fractura.
- ☐ b. El paciente pudo escuchar un sonido en el momento del incidente.
- ☐ c. Puede haber descoloración, inflamación o deformidad.
- ☐ d. Hay una pérdida del funcionamiento normal.
- ☐ e. Todas son correctas.

Lo más importante al momento de cuidar una fractura es:
- ☐ a. Mantener las funciones normales y el rango de movimiento.
- ☐ b. Mantener la circulación en los distales del miembro afectado.
- ☐ c. Ajustar la fractura hasta que haya sensación y movimientos normales.
- ☐ d. Inmovilizar la fractura donde se encontró.

La razón por la cual enderezar una fractura angulada es:
- ☐ a. Hacer qué la inmovilización sea más fácil.
- ☐ b. Poner la lesión en una posición más cómoda.
- ☐ c. Establecer uy mantener circulación.
- ☐ d. Ponerla en la posición ideal para que sane.

Las férulas deben ser monitoreadas cada 15 minutos para:
- ☐ a. Ver que la férula siga apretada y en su lugar.
- ☐ b. Ver si la fractura siga en una buena posición.
- ☐ c. Ver que la extremidad esté fría para que no se inflame.
- ☐ d. Ver que haya circulación distal en la extremidad.

¿Cuál de estos enunciados es incorrecto respecto a las lesiones de columna?
- ☐ a. El paciente debe estar sobrio y orientado x 3 para liberar la espalda.
- ☐ b. El paciente debe estar libre de lesiones distractoras al momento del examen.
- ☐ c. Si se cayó más alto de dos veces su altura, se debe tratar como lesión de columna.
- ☐ d. Usted puede mover al paciente de la posición donde fue encontrado a su posición de función.

Examen parte III: Emergencias ambientales

Student Name ___________________________

1. Marque verdadero o falso a las siguientes afirmaciones acerca de la hipotermia:

    V/F La hipotermia es más comúnmente asociada a las con ambientes fríos, mojados y de mucho viento.

    V/F Los humanos están diseñados para perder calor cuando están mojados.

    V/F la hipotermia tiene poco efecto o ninguno sobre el cerebro humano.

    V/F Los humanos queman glucosa como gasolina para mantener la temperatura corporal.

    V/F temblar es un reflejo muscular involuntario que produce calor.

    V/F temblar NO perjudica ninguna otra actividad física.

    V/F Una víctima que responde y tiene hipotermia necesita agua y glucosa.

    V/F Nunca exponga y seque a un paciente con hipotermia que está mojado.

2. ¿Cuál de las siguientes afirmaciones es incorrecta con respecto a congelamientos?

    ☐ a. El congelamiento superficial puede ser recalentado en campo con contacto piel-a-piel.

    ☐ b. El congelamiento profundo no debe ser recalentado en campo, pero debería ser protegido para que no sufra más daño.

    ☐ c. Si el congelamiento que había sido descongelado vuelve a congelarse, causará un daño más grave.

    ☐ d. Es preferible usar aire caliente para descongelar manos que presentan congelamiento.

3. ¿Cuál de las siguientes afirmaciones es correcta con respecto a golpe de calor?

    ☐ a. El golpe de calor es una condición menor asociada con deshidratación y agotamiento.

    ☐ b. El golpe de calor se corrige solo y no necesita tratamiento.

    ☐ c. Un paciente con golpe de calor necesita ser enfriado agresivamente con agua.

    ☐ d. El golpe de calor es rara vez asociado con deshidratación.

4. Cuando alguien es enviado por ayuda, todas las siguientes son verdaderas excepto:

    ☐ a. Manténgalos a todos ocupados, calientes y secos.

    ☐ b. Construya un refugio para el paciente y todos en el grupo.

    ☐ c. Caliente agua para hacer algún tipo de bebida caliente.

    ☐ d. Envíe a alguien por ayuda cada 1-2 horas hasta que la ayuda llegue.

Examen parte IV: Heridas de tejido blando y cuidado crítico **Student Name** _______________

. Todos los enunciados son correctos excepto:
- ☐ a. La sangre es estéril e inofensiva para los que son expuesta a ella.
- ☐ b. Las arterias están bajo presión, y aunque raro, chorrean sangre cuando se les corta.
- ☐ c. Las venas están bajo poca presión y drenan la sangre cuando se les corta.
- ☐ d. Los capilares son muy pequeños y con baja presión; exudan cuando se les corta.
- ☐ e. Las venas se cortan comúnmente porque no están muy profundas debajo de la piel.

. Todos los enunciados sobre el control de hemorragias son correctos excepto:
- ☐ a. Presión directa es la forma más efectiva de control de hemorragias.
- ☐ b. Si la presión directa no es suficiente también se puede elevar.
- ☐ c. Los vendajes de presión son muy útiles, pero solo se deberían usar durante 10 minutos.
- ☐ d. Nunca remueva un apósito que ya ha sido puesto sobre la herida.
- ☐ e. En casos extremos se puede usar presión digital directa a una arteria que está sangrando.

. Todos los siguientes signos y síntomas de una infección localizada son correctos excepto:
- ☐ a. El área está roja.
- ☐ b. El área está caliente al tacto.
- ☐ c. El área está hinchada.
- ☐ d. El área está sensible al tacto.
- ☐ e. El área está roja pero no está caliente al tacto.

. Por favor responda verdadero o falso sobre la severidad y posible amenaza para la vida de una infección de tejido:
  V/F Se puede ver pus u otros líquidos saliendo de la herida.
  V/F Puede haber líneas rojas viajando por la piel fuera de la herida.
  V/F Los nódulos linfáticos cercanos a la herida pueden estar infectados.
  V/F El paciente puede tener fiebre y escalofríos.
  V/F Las infecciones pueden ser prevenidas limpiando y cubriendo la herida de manera correcta.
  V/F Heridas asociadas con el deterioro de la circulación, sensación y movimiento no deben ser evacuados de inmediato; pueden esperar 2-3 días.

. ¿Cuál enunciado es incorrecto sobre los objetos incrustados?
- ☐ a. Nunca remueva objetos incrustados.
- ☐ b. Remueva objetos que están incrustados en una extremidad.
- ☐ c. Remueva objetos metálicos incrustados en un entorno frío.
- ☐ d. Nunca remueva objetos incrustados en el cráneo, cuello, pecho o el abdomen.

. ¿Cuál enunciado es incorrecto sobre quemaduras térmicas?
- ☐ a. Moje de inmediato el área quemada con agua fría durante 15 minutos.
- ☐ b. Las quemaduras superficiales no causan mucho dolor.
- ☐ c. Las quemaduras profundas no producen dolor pues los nervios han sido destruidos en la piel.
- ☐ d. Todos los pacientes con quemaduras profundas deben ser hidratados y evacuados.

NOTA SOEP

Subjetivo: año, sexo, mecanismo de lesión (MDL), queja princimal(Q/P):_______________________

____

____

____

____

Objetivo: signos vitales, examen del paciente, historia AMPUE :

Signos Vitales

Timepo					
NDR orientado x ?					
FR & esfuerzo					
FC & esfuerzo					
Piel C, T, H					

Examen del paciente: Describa donde esta el dolor, la sensibilidad y las heridas:

Alergias:

Medicamentos:____

Pasado medico pertinente:___________________________________

Ultimo in/out:____

Eventos que llevaron al Incidente:___________________________

Evaluación: lista de problemas:

1.____

2.____

3.____

Plan: plan por cada problema:

1.____

2.____

3. ____

4. MONITOREE - Que tan frecuentemente planea monitorear al paciente?

____

NOTA SOEP

Subjetivo: año, sexo, mecanismo de lesión (MDL), queja princimal(Q/P):________________________

____

____

____

____

Objetivo: signos vitales, examen del paciente, historia AMPUE :

Signos Vitales

Timepo					
NDR orientado x ?					
FR & esfuerzo					
FC & esfuerzo					
Piel C, T, H					

Examen del paciente: Describa donde esta el dolor, la sensibilidad y las heridas:

Alergias:

Medicamentos:____

Pasado medico pertinente:____

Ultimo in/out:____

Eventos que llevaron al Incidente:________________________________

Evaluación: lista de problemas:

1.____

2.____

3.____

Plan: plan por cada problema:

1.____

2.____

3. ____

4. MONITOREE - Que tan frecuentemente planea monitorear al paciente?

____

NOTA SOEP

Subjetivo: año, sexo, mecanismo de lesión (MDL), queja princimal(Q/P):____________________

____

____

____

____

Objetivo: signos vitales, examen del paciente, historia AMPUE :

Signos Vitales

Timepo					
NDR orientado x ?					
FR & esfuerzo					
FC & esfuerzo					
Piel C, T, H					

Examen del paciente: Describa donde esta el dolor, la sensibilidad y las heridas:

Alergias:

Medicamentos:____

Pasado medico pertinente:___________________________

Ultimo in/out:______________________________________

Eventos que llevaron al Incidente:__________________

Evaluación: lista de problemas:

1._______________________________________

2._______________________________________

3._______________________________________

Plan: plan por cada problema:

1.____

2.____

3. ____

4. MONITOREE - Que tan frecuentemente planea monitorear al paciente?

____

NOTA SOEP

Subjetivo: año, sexo, mecanismo de lesión (MDL), queja princimal(Q/P):________________________

____

____

____

____

____

Objetivo: signos vitales, examen del paciente, historia AMPUE :

Signos Vitales

Timepo					
NDR orientado x ?					
FR & esfuerzo					
FC & esfuerzo					
Piel C, T, H					

Examen del paciente: Describa donde esta el dolor, la sensibilidad y las heridas:

Alergias:

Medicamentos:____

Pasado medico pertinente:____________________________

Ultimo in/out:______________________________________

Eventos que llevaron al Incidente:____________________

Evaluación: lista de problemas:

1.____

2.____

3.____

Plan: plan por cada problema:

1.____

2.____

3. ____

4. MONITOREE - Que tan frecuentemente planea monitorear al paciente?

____

© 2007 SOLO

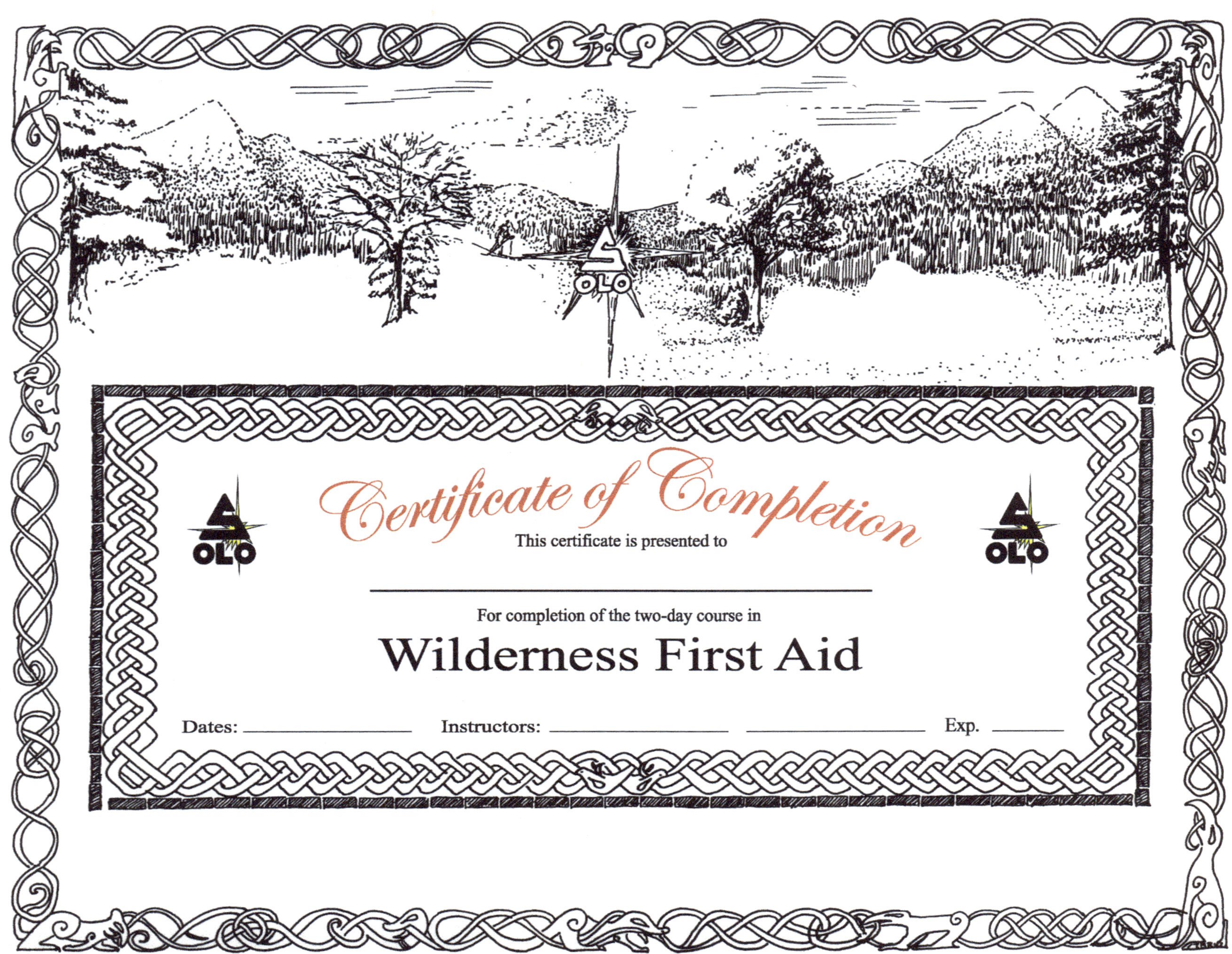

SOLO
Certificate of Completion
This certificate is presented to
For completion of the two-day course in
Wilderness First Aid
Dates: _______________
Instructors: _______________ _______________
Exp. _______

SOLO
Stonehearth Open Learning Opportunities

We hope that you enjoy your SOLO course. SOLO is the nation's leader in wilderness medicine education with over 300,000 students attending courses since 1976. SOLO has been instrumental in the development of Wilderness First Aid, Wilderness First Responder, and Wilderness

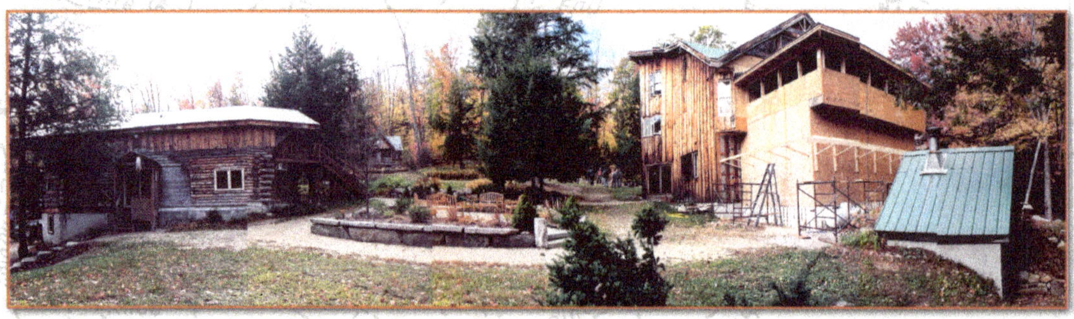

EMT curricula. Our campus, perched on 300 acres in the heart of New Hampshire's White Mountains, is a unique teaching facility made up of our three-story Main Building, a 30-person dorm, dining hall, and other facilities. Find out more about SOLO by visiting **soloschools.com.** We hope you decide to continue your wilderness medicine education by attending one of our other programs.
SOLO, PO Box 3150, Conway, NH 03818 • 603-447-6711

For more information on any of our programs just go to our website:

www.soloschools.com

The Oldest Continuously Operating School of Wilderness Medicine in the World

Since 1976, with the opening of the SOLO campus, a facility dedicated to providing wilderness medicine education at all levels, SOLO has been the undisputed leader in wilderness medicine. Still privately owned by the same people who conceived the idea, designed the courses, and built a campus, SOLO now offers courses across the country and around the world.

Known for their innovative and motivational techniques, SOLO programs stay in the forefront of medical advancements in a large part because of the active involvement of SOLO's founder Dr. Frank Hubbell on the NH Medical Control Board as well as SOLO"s ongoing participation in curriculum consensus groups. Despite the serious nature of the material, SOLO believes in the importance of humor and strives to create a safe, student-centered environment to enhance learning.

Lee Frizzell, Executive Director

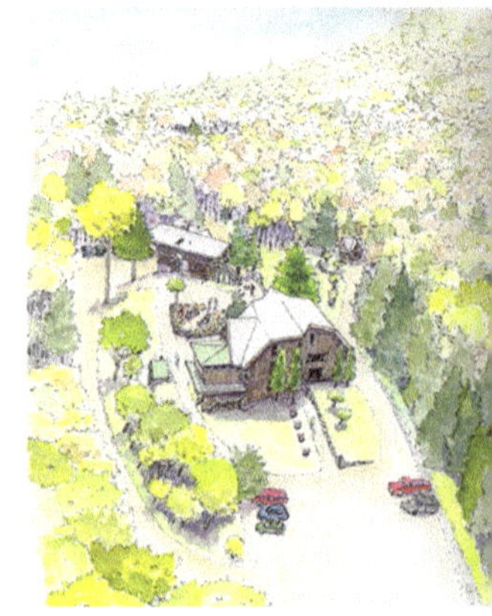